The Hormone of Closeness
The role of oxytocin in relationships

オキシトシンがつくる絆社会

安らぎと結びつきのホルモン

シャスティン・ウヴネース・モベリ
大田康江＝訳　井上裕美＝監訳

晶文社

The Hormone of Closeness

The role of oxytocin in relationships

by

Kerstin Uvnäs Moberg

Illustrations
Aire Iliste

Book design
albireo

CONTENTS

はじめに

だれかに触れてもらい、だれかと身を寄せ合う。これは哺乳類すべての生存の基礎です。私たち人間も例外ではありません。生まれたばかりの頃に触れ合いと寄り添いの経験があるかないかが、その後、心身ともに健康な生活を送るか、あるいはふさぎ込んだり病気に悩まされたりする生活を送るかの分かれ目になります。だれかに触れてもらう必要性は一生続くものです。

子どもでも大人でも、愛情のこもったハグや手の温もり、優しいマッサージを日々受けている人は、そうでない人よりも幸福で健康で、他人と前向きにうまくコミュニケーションをとることができるようになります。私たちは人と触れ合うと、自分が安全だということ、だれかが気にかけてくれていること、そして何より自分が価値のある存在だということに気づくのです。それだけではありません。人との触れ合いは深く神経生理学的な影響を及ぼし、私たちの行動や感情に作用します。それでは触れ合いと寄り添いについて詳しく見ていきましょう。

寄り添いモデル

本書で言う「寄り添いモデル」とは、寄り添いが持つ重要性の観点から論じる説明モデルのことです。つまり、触れ合いや温もり、軽いタッチなどの寄り添いが、皮膚の神経を刺激し社会的交流を増大させるだけでなく、幸福感、即座の精神鎮静、緊張緩和などの効果も生み出すことを説明します。もちろん、触覚だけでなくすべての感覚がこの有益な効果に貢献しますが、寄り添いがなくなると幸福感や落ち着きは消えていき、その状態が長く続くと不快感や心配、そして緊張感へと変わっていきます。身近にだれかが寄り添っている間は、幸せで気持ちも落ち着きリラックスしているのですが、離ればなれでいると心配で気が張りつめるのです。こういうわけで、小さな子とその親や、愛し合っている男女は互いに引き付け合うのです。寄り添いはまた、身体に備わっている癒しの力にも刺激を与えます。

この寄り添いモデルでは、オキシトシンが重要な役割を果たします。オキシトシンは、本来は出産や授乳に関係した物質ですが、触れ合いや寄り添い、そして食べ物とも関わりがあります。オキシトシンの役割が以前考えられていたよりも重要かつ複雑だとされるのは、オキシトシンが多くの身体的過程と精神的過程に深く結びついていることが分かってきたからです。本書はこの点、つまりオキシトシンが仲介役としてどのように作用し、私たちの生涯を通じて人間関係を構築し維持するのか、またその際に、人間の成長と健康にどのように寄与するのかについて詳しく見ていきます。

本書で取り上げるこの寄り添いモデルは、今や社会的交流および親密な人間関係を解き明かす際に、生物学的かつ神経生理学的な構造と説明のモデル全体を包括するものになりつつあります。これまで、心理学やストレス研究といった領域では、人と距離を置くことの重要性が強調されてきました。今日では人と距離を置くことは、不快感やストレスレベルの上昇と関連づけられるようになっています。しかしそれでも、寄り添いによる安らぎの効果については説明モデルに含まれたことはなかったのです。本書では、この寄り添いが持つ効果を数々の研究と事例、とくにタッチングの研究と事例を中心に詳しく説明していきます。

本書執筆の背景

一九八八年、私はアメリカの研究仲間と共同で、ヴェナー＝グレン基金によるシンポジウムをストックホルムで開催しました。「愛の神経生物学なるものはあるのか？」という、当時としてはセンセーショナルなタイトルでした。人類学者、生物学者、動物学者をはじめ、医者や獣医学者などたくさんの研究者が集まり、意見を交わしました。シンポジウムは好評を博し、ここで提示された多くの見解が『精神神経内分泌学』というジャーナルにまとめられることになりました。

このシンポジウムで私は初めて、オキシトシンは単なる母性ホルモンではない、という可能性を提示しました。つまり、落ち着き、不安の軽減、治癒力の促進といったポジティブな感情や好ましい心身効果を生み出すことで、オキシトシンはどうやら、あらゆるタイプの安らぎ作用の仲をとりもつ調整役として働いているようなのです。

私が果敢にもこのような発言に及んだ理由は、それまで長年にわたり院生や同僚の研究者と一緒に、オキシトシンの効果およびオキシトシン分泌がどのように活性化しうるのかを研究していたからです。とくに、カロリンスカ研究所での助産師さんたちとの共同研究で、当時すでに分かっていたことがありました。それは、おっぱいによって赤ちゃんを育てるということは、母乳が物理的に移動するだけでなく、同時に適切な心身の適応が起こっているということです。ここから、オキシトシンが心と身体の仲をとりもつ要因となっているのだろう、と推測することは難しくありませんでした。私たちはさらに研究を進めました。さまざまな動物実験を行い、オキシトシンが実際に前述の効果を生み出しうること、触れ合いがオキシトシン分泌を促し、そのためオキシトシン効果がもたらされることが分かりました。

タッチングとオキシトシンに関する知見は、二〇〇〇年に『オキシトシン――私たちのからだがつくる安らぎの物質』(晶文社、二〇〇八年)という本にまとめました。以来、オキシトシンとその効果の研究は世界中で発表されています。現在オキシトシン研究に取り組んでいる人たちの多くが、あの一九八八年のシンポジウム参加者だったことは偶然ではないでしょう。オキシトシンがかくも熱心に研究されているのは、このホルモンが不安を軽減し、健康状態を引き出し、社会生活能力を向上させるからです。そして、これによって、まったく新しい原理に基づいた薬品開発の可能性が高まるのです。つまり、オキシトシン効果による疼痛軽減、鎮静化、血圧低下、抗炎症、治癒力刺激などに着目した薬品開発です。また、ある研究者たちはさらに先に進んでいて、人間関係という観点からオキシトシン効果を研究しています。なぜ良好な人間関係が健康に好ましい影響を及ぼすのかを解明しようというのです。

本書をスウェーデン語で書き著したのは二〇〇九年でした。当時すでにオキシトシンの全体像は明らかになってきていました。たくさんの研究者がオキシトシン研究に取り組み、その効果の実証に携わっていたからです。今しかない、と私は思い立ちました。現状を総括し、オキシトシンが多様なタイプの人間関係においてどのように作用するのかを示すときが来たのです。

オキシトシンは脳内部の「深い」ところに潜んでいるので、その効果はすぐに目に見えるものではありません。意識にすら上って来ないものです。だから、オキシトシンとその効果を知っておくことが重要になります。そうすることで、自分自身や他人をよりよく理解し、オキシトシンをうまく取り扱うすべも得られることでしょう（もちろん、兄弟関係にあるバソプレッシンも重要です。攻撃やストレスに結びつきがあるホルモンだからです。バソプレッシンについては第4章と第6章で詳述します）。現代に生きる私たちは、毎日のように恐ろしいニュースにさらされています。気候変動や戦争、目も当てられない残虐行為など枚挙にいとまがありません。こういう状況の中で、感情のスイッチを切り現実から目をそらすのは簡単ですが、オキシトシンが働いていれば、私たちは自分の気持ちに向き合って、自分を変えることもできるのです。

本書のあらまし

人間は思考し、予測し、計画する能力を持った、高度に発達した哺乳動物です。一方で、私たち現代人は四万年前の祖先と同じ身体素因の多くをいまだに持ち合わせています。大昔とはライフスタイルがすっかり変わっているにもかかわらず、です。脳は徐々に進化してきましたが、大部分は変わらず、大昔と同じように機能しています。第1章では、私たちの祖先にとって人と人との関わりがどのようなものだったか、さらに人間が哺乳類として引き継いでいる遺産を扱う能力に、現代社会がどう影響を及ぼしているかを説明します。

寄り添いモデルは、オキシトシンを必須要因としています。しかし、他の説明モデルを排除するものではなく、人間の動機づけや相互反応に関する種々の理論、例えば学習理論やアタッチメント理論などを含むものです。第2章ではこれらの理論について見ていきます。

第3章は、脳と神経系の基本的な描写によって、ホルモンやニューロン、そして神経伝達物質がいかに相互作用し、人をして感ずるところを感じさせ、行うところを行わせるのか、その理解を深めます。

第4章は、本書の主人公であるオキシトシンについて、どのように発見され、どこで産生され、体内でいかに活性化されるのか、そしてその生み出す効果はどのようなものか、さらに詳しく見ていきます。

オキシトシンが生後まもなく赤ちゃんに及ぼす影響や、アタッチメントに及ぼす影響について、私たちは何を知っているのでしょうか。第5章では、オキシトシンが出産時や授乳期に果たす役割、もう少し一般的には、人生の早い段階で寄り添いと関連して果たす役割がどのようなものであるかを述べます。

第6章では、オキシトシンが私たちの関わり合いの中でどのような役割を果たすか、そして生涯を通じて、幸福感にとっていかに重要であるかを検討します。

信頼とは、よき人間関係の要の一つです。第7章では、オキシトシンが信頼にとって持つ意義を詳細に論じ、明らかにします。

寄り添うことで、私たちは安心と安全を感じ、心地よくなります。食べ物にも同様の特性があります。第8章では、食べ物と触れ合いはどちらか一方が不足しているとき、いとも簡単に混同されるということを明らかにします。

調査研究では、寄り添いと身体的な触れ合いから大きなプラス効果が得られることが分かっています。これは今まで医学や心理学では見逃されてきたことです。第9章では、寄り添うことで私たちがいかに、より長くより健康に生きられるかを見ていきます。

第10章では、オキシトシンが将来用いられそうな領域に言及します。加えて、幸福感や信頼感そして社会的相互作用の能力などを高めるためといってむやみにオキシトシンを使うことの危険性について警鐘を鳴らします。結びに、オキシトシンの意義をあらためて知ることが人間社会にとってどんな意味があるのかを論じます。

どうぞ最後までお楽しみください。

第1章 ＊ 哺乳類が引き継ぐ遺産

現代に生きる人間も大昔の人間も、大差はありません。遺伝子や身体に備わる特性は変わることなく、集団で寄り添って生きていくように出来ています。互いが寄り添い、一緒にいて、むつまじく暮らす、これが生きるうえで極めて大切だ、ということです。では、現代のように生活条件が大きく様変わりしている中で、寄り添いや身体的な触れ合いは今後どうなっていくでしょうか。現代西洋社会で、寄り添いの本来的な必要性を満たすとなれば、いったい行く末はどうなるのでしょうか。物質である肉体と理性の源である精神を分けて考える現代西洋人の理想は、人は理性的な知的存在であって、ある特定の物質なんかに支配されない、という姿です。つまり、人は考える力である理性と知性でもって何事もうまくやってのけられる、と考えているのです。果たしてそうなのでしょうか。

現代社会は理性や知性に対し自信過剰なところがあります。私たちは意識的な思考プロセスと常識を通して生活や幸福をコントロールできると思っています。しかし、私たちの生活は、意識的で合理的な思考だけに制御されているのではありません。頭での思考を超越したところに、身体が生まれながらに知っていることがあるのです。それによって私たちは生きることができ、とくに人との関わり合いに対処できるのです。これらの本質的で本能的な能力は、人間よりも他の哺乳動物の生活に対して広範囲な影響力があります。しかしこの本能的能力は、人間もまた哺乳類である以上、思いのほか私たちに影響しているのです。

哺乳類の育児法

哺乳類に共通する特徴は、胎生であり、乳で子を育てることです。英語で哺乳類を意味する mammal は、ラテン語で「乳房」を表す mammalia に由来しています。

すべての動物種には生存を助ける本能的能力が備わっています。とくに重要なのは、育児能力です。乳を出す能力と並んで哺乳類が発達させてきたのは、生来の複雑な行動パターンと身体反応パターンであり、おかげで出産前後の頃と子が幼い頃、母と子が生死を分かつような危害にさらされても生存できる可能性が高まりました。こういう適応により哺乳類の生存能力が増大しています。

先に述べた行動と身体の反応パターンおよび適応は母性行動としても知られ、いろいろな哺乳動物にわずかな違いが見られるだけです。ブタやラットの場合、多くの子を未熟状態で産むので、一匹か二匹しか産まない動物、それも生まれたかと思うとすぐに立ち上がれるような動物の場合とは当然ながら違ってきます。しかし基本的には、母性行動の中心は、子に乳を与え、近くに寄り添い、育てることにあります。もちろん、敵から子を守り保護することにもあります。この母性行動が起こるために重要なことは、母親がすばやくわが子を認識し愛着を持てるようにすることです。これは、とくに子どもが生後まもなく立ち上がり動き回れる動物の母親に当てはまります。一般的には子の面倒を見るのはメスですが、中にはオスが手助けをする種もいます。これはつがいで行動する哺乳動物にとりわけ多く見られます。

授乳と寄り添い

ほとんどの哺乳類の母親は、子に乳を与えるだけではなく、子のすぐ近くにいて暖かくしてあげ、舌で舐めてきれいにしてあげます。子は母親から温もりをもらうことで、体温を維持しリラックスできます。きれいに舐めることは子を清潔にするだけではなく、温もりを与え、子を心地よくし、リラックスさせ、安心感を与えるのに一役買います。さらには、子の成長と発達の刺激にもなります。母親自身もまた、授乳中わが子の近くにいることで、穏やかになり落ち着き、心地よくなります。これはわが子と一緒にいたいという思いに実は役立っていることになります。子から離れると心配になり、戻って寄り添いたいと思うものなのです。

安心で安全な一生

幼少期の早い段階での寄り添いは長い目で見ても大切です。ラットの子が成長段階の早期に大事にされ親元で育つと、落ち着きが出てくるのは、そのときだけではありません。大人になっても、不安が少なく、仲間とうまくやっていき、ストレスに耐えられるようになります。加えて、メスのラットの場合、わが子を産んだときによい母親になります。また、これまでの研究で判明していることは、母親と新生児が長期的にプラスの影響を与え合うことができるのは、出産後早い時期、とくに出産直後に母子が互いに触れ合った場合だということです。母子の相互作用の能力と子のストレス対処の能力が向上するのです。

言い換えれば、短期で得た効果が永続的になるということです。

弱き者には守りが必要

哺乳動物の母親は、わが子のそばに寄り添うだけでなく、生来の種々の行動を通して子を守ります。当然ながら、産中産後の母親と生まれたばかりの子は、他の動物からの攻撃をとりわけ受けやすいので、巣を作ったり暗くひっそりとした穴倉を見つけたりして、子に乳を与え世話をします。このような場所だと敵もなかなか侵入しがたいものです。ですから、隠れたところで産む、しかも望ましくは暗いときに産むのが、極めて大切になります。豚舎のブタでさえ、敷きつめた藁に小さな巣を作ろうとします。

人間も同じで、出産前になると、ふつう妊婦は整理整頓をします。自分の住まいを整理し安全にすることで「巣作り」をするのです。また、現代的な環境で生活しているにもかかわらず、自然出産の場合、夜間に子を産む傾向があります。どちらかといえば、馴染みがあるひっそりとしたところにいて、周りに安らぎと静けさがあるほうを好みます。ただたいていは、まったくの一人きりは望まず、頼りになる人がそばにいてくれると嬉しいものです。ですから周りから支えてもらえると、おそらく母も子も幸先のよい人生を歩み始めることになります。そして産後、母親は産んだばかりの子とは離れずに一緒にいたいものです。

群生動物の中には、出産中のメスと子を守るために一斉に出産するものがいます。同時出産することで、とりわけ攻撃を受けやすい時期のリスクを「最小限」にしているのです。これら哺乳類に古くから備わる行動様式の痕跡は人間にも存在しています。例えば、排卵や月経の周期が、長く一緒に生活している女性の間で同じになることがあります。

隙あらば襲おうとする敵は、生まれたばかりの子に対して情け容赦など持ち合わせていません。たとえ子が巣の中にいようが、巣の外にいようが、おかまいなしです。厳しい哺乳類の世界では、敵はどこにでもいます。天敵だけではないのです。家族内にさえ、存在するかもしれないのです。ですから母親は特別な警戒心と防衛心を発達させてきました。この母性攻撃行動に火がつくのは、子が危険にさらされたときです。

母性攻撃行動は人間にも現れます。ほとんどの母親はわが子が危ないと感じると、まるで虎のようになりうるものです。多くの母親は、とりわけ子が幼いとき、警戒心が特別に強くなり、見慣れない周囲にはよく目を配り、一切の危険がないように念には念を入れます。

親子認識と寄り添いが命を育む

哺乳類の幼子が、自らの脚で立ち上がり、母親から乳をもらい、身を守ってもらい、近くにいてもらうために大切なのは、母と子が互いを認識できることです。ですから、母子間には目に見えない絆が築かれ、これにより母と子はすばやく相互認識をし、他の親子よりも自分たち親子を優先します。ヒツジとヤギの研究で判明していることは、母親がわが子を見分け絆を結ぶ能力は出産直後が最大で、二四時間後には急速に低下する、ということです。母親がわが子をわが子と識別して初めて、その子は母親から乳をもらい、世話をしてもらい、守ってもらえるのです。

子のほうも自らの識別システムにスイッチを入れます。子にとっても早期の授乳は、母親と結びつくうえでとくに重要なのです。これもまた、群れで生活する哺乳動物の子の場合、とてもすばやく自分の母親を見分けるようになります。この早期識別は、例えば子ヒツジにとって生き残りに関わる重大事で、迷って別の親のところに行ってしまうと歓迎してはもらえないからです。子ヒツジが母ヒツジとの結びつきを失うと、見捨てられ乳をもらえなくなり、ついには死んでしまいます。

大多数の哺乳動物は、複数の感覚を用いてわが子を識別し絆を形成しますが、どの感覚が優勢かは種によって異なります。一般に、下等な種ほど嗅覚への依存度が高まります。ですからラットの場合、主に嗅覚を通して識別しますが、ただヒツジのような種でも、嗅覚を通してわが子を見分けます。つまり、とりわけラットのような下等な哺乳動物は互いのコミュニケーションをにおい信号を通して行う、ということです。ブタの場合は、音も用いてコミュニケーションをします。その際、音の周波数を変化させることで、母ブタは子ブタを呼び寄せ、おっぱいの時間を教えてあげます。

もっと高等な哺乳動物では視覚が第一となります。私たち人間の場合、相互認識する際に、視覚は特別に重要な役割を果たします。もちろん、人間も触覚と聴覚を用います。最近の研究によると、嗅覚も母子の相互認識と絆形成に大切だということが分かってきています。しかし、母子の相互認識が嗅覚を使って行われるとき、通常の嗅覚系によるだけでなく、太古からある神経伝達系にもより、これはフェロモンを介して情報を伝達するのです。フェロモンとは空中を伝播する微細な物質です。

意識が働かない本能的能力によって動かされるのは哺乳類の母子関係だけではなく、例えば、つがいや群れで生活する動物にも当てはまります。動物が、気持ちよく感じ落ち着けるのは、互いが寄り添うことを通してです。なぜなら、互いに身を守り合い、嗅覚や視覚や聴覚などの異なった感覚を通して互いを認識し合うからです。このことは私たち人間にも言える面があります。というのは、私たちも同様に、夫婦や家族やその他の人間集団の中で、人間が生まれながらに備え持っているものの意識することのない力に影響されているからです。

今日私たちは、自分たちが哺乳類として引き継いでいる特質なんかに左右されることはない、と信じてしまいがちです。なんだかんだと、学校や社会を通して多くの理性的知識を授かるので、直感的かつ生来的知識である本能的能力は、ふつう必要とされません。少なくとも私たちはそう思っています。出産も通常は熟練スタッフ立ち会いのもと、病院の管理された状況下で行われます。逆説的ではありますが、今この出産が変わり始めています。昔から伝わる手法が、従来にも増して、陣痛中および出産時に用いられているのです。人間が哺乳類として引き継いでいる遺産、つまり直感的な無意識の知識を活かすためです。

今日、家族や親族は、もはや以前ほど重要ではなくなってしまいました。大きな人間社会がその役割の多くを代行するようになったからです。私たちが以前持っていた近しい人間関係は、いつしか大きな変革とともに消え去り、村落共同体は様相を変え、就業場所と化しました。ものの考え方や習慣は、民主主義とか平等主義とかの名の下に、ある程度は変えられます。しかしながら、太古の昔から引き継ぐ元来の反応パターンは狩猟採集生活時代に生み出されたものであり、そう簡単に私たちが思うように変えられるわけではないのです。太古の昔から引き継ぐ反応パターンは、表面上見えないところで、私たちの理性が知るところなく、つまり無意識下で影響しているからです。私たちが引き継いでいる哺乳類としての遺産や遠い祖先の反応パターンは、私たちがその存在を知らなければ、何でこんなことをと思うことをしでかします。しかし、今はまだ実現していませんが、仮にこの哺乳類としての遺産や遠い祖先の反応パターンの存在に気づき、喜んで受け入れることが今後実現したらどうでしょう。そうなれば、もっと効果的な活用が可能になろうというものです。

第2章 ＊ 寄り添いとアタッチメント

遠い昔から、人間は互いの結びつきや世のあり方について、絶えずあれこれと考え、思いを巡らせてきました。これは、古くからの物語や伝説に見られます。宗教の教えでは、人間は他の動物の上に立ち、人間関係や家族のあり方は神によって与えられるものでした。肉体と魂は互いに別個だと思われていたためです。魂に高い価値が置かれていたので、肉体は隠れた存在に追いやられていました。これは長く続いた信条であり、思考する力と理性の力のおかげで人間は他の生き物とは別物なのだ、という視点でした。

一九世紀になってようやくダーウィンの進化論が支持を得て、人間の行動を生物学的に説明する土台が出来ました。しかし、その後は一筋縄ではいきませんでした。まず、ロシアの学者イワン・パブロフのイヌの唾液分泌の研究があります。これは、行動や学習を説明するモデルとなりました。しかしながら、この実験法はあまりに機械的だとされました。その後、不合理な感情や関係性をもっと広く説明する別の心理学理論が現れ、支持を得ました。ところが、これらの心理学理論は人間の心理学的過程と精神的過程にだけ焦点を置くものだとされ、生物学的説明になりうるとは見なされませんでした。

行動および関わり合いに関する諸研究

人間同士の関わり合いを説明する際、いまだに生物学的モデルに対して根強い抵抗があります。しかしながら現代神経生理学の研究により、生物学的メカニズムが、いかに私たちが行動し、いかに他の人と関わりを持つのかに決定的に影響していることがますます明らかになってきています。本章では、この見解に目を向け、人間同士の関わり合いに生物学的根拠があることを示唆する理論を紹介します。多くの面でこれらの理論は寄り添いモデルに支持されています。

イワン・パブロフと古典的条件づけ

授乳の経験のある母親ならば知っていることがあります。わが子を大事そうに抱いているとおっぱいが出てくるのです。しばらくすると、赤ちゃんがワンワン泣いたり、お腹をすかしているように見えたりしても、おっぱいは出てきます。ついには、赤ちゃんに目を向けたり、赤ちゃんのことを思ったりするだけでおっぱいが出てくることもあります。これは、授乳が条件反応になった現れです。

生理的効果がどう条件づけられるかを最初に描いてみせた人の一人に、サンクトペテルブルクに住んでいたロシアの生理学者イワン・パブロフ（一八四九－一九三六）がいます。パブロフの研究にはイヌの唾液と胃酸の分泌についての研究が含まれていました。イヌはおいしいものやにおいのよいものを食べると、唾液や胃酸を分泌し始めます。実験の中で、パブロフはイヌが食べているときにベルを鳴らしました。しばらくして食べ物を取り除いてみました。すると、ベルを鳴らすだけで十分にイヌは唾液と胃酸を分泌することが明らかになりました。この分泌は、ベルの音に条件づけられた反応になったのです。

パブロフはまた、この条件反応がどのように進むのかを説明しました。食べているとき、イヌの感覚神経は活性化します。この神経は口腔および消化管から迷走神経経由で、唾液と胃酸分泌をつかさどる脳の領域へとつながっています。感覚神経が活性化するのは、食べ物が体内に入り消化管の内部に「触れる」ことによってです。多少はその食べ物のにおいもありますが、この触れるという条件がなければ唾液と胃酸の分泌は一切ないでしょう。しかしながら、唾液と胃酸の分泌は、食事と同時に鳴るベルに対して、条件反応となりうるのです。つまり、この条件反応が成立すると、ただベルが鳴るだけで唾液と胃酸が出てくるわけです。ベルの音が唾液と胃酸の分泌を「つかさどる」ことになり、消化管の感覚神経を介す元来の活性化はもはや必要ではなくなるのです。

コンラート・ローレンツと刷り込み

動物行動学者コンラート・ローレンツ（一九〇三－一九八九）が発見したのは、あるタイプの即時学習、つまり一部の鳥類に見られるある種の原始的な触れ合い形式でした。いわゆる刷り込みです。ローレンツは、卵からかえったばかりのガチョウのヒナが、初めて目にした個体をすぐさま母親と認識し、その後長い間、母親としての個体を追うということを実証しました。興味深いことに、刷り込みと追いかけの対象個体は実母である必要はなく、別のガチョウである必要もなく、人間であってもよいのです。刷り込みとは即時的な学習形態であり、通常の状況下では、生まれたばかりのヒナにとって生き残るための重要性を持ちます。

ボンディング

刷り込みという概念は哺乳類には当てはまりません。代わりにボンディングという語が従来用いられています。これは、新生児期に母と子が互いに身を寄せ合っている場合に両者間に生じる、強いつながりを表します。実は長い時を経て、ようやく刷り込みに代わるものが人間に存在することが受け入れられたのでした。アメリカの小児科医マーシャル・クラウスは、母親と赤ちゃんが産後互いに寄り添い合っていると、どのように両者が強く結びつくかを初めて報告した人です。そしてボンディングという用語で、母親が子に寄り添うことを表したのでした。

哺乳類でこのボンディングという用語が用いられるのは、どのように母親がわが子を識別し優先するのかを表すためです。例えばヒツジの場合、母ヒツジはわが子をわが子だと認識し、他の子よりもわが子をかわいがります。この関係は子ヒツジのほうにも言えます。ボンディングという用語が人間について用いられると、母親がわが子を識別し他の子よりもわが子をかわいがるだけではなく、赤ちゃんの目をじっと見つめたり赤ちゃん言葉を話したりするなど、母親らしい行為を表します。同じ原理は、子が母と結びつくときにも当てはまりますが、子から母に向けられる愛着は、通常アタッチメントという用語で表します。アタッチメントは単に互いを認識することに関係するだけではなく、その後の人との関係性を築く構成要素でもあります。

ハリー・ハーローと代理母

七〇年代、アメリカの心理学者ハリー・ハーロー（一九〇五ー一九八一）は、革新的な論文をいくつか発表しました。その中で、小さいときに柔らかくて温かいものに触れ合うことが、哺乳動物の子にとっていかに大切であるかを説明しています。ハーローはアカゲザルを研究しました。母ザルが子ザルに乳をあげることだけが大切ではなく、柔らかくて温かい母ザルと寄り添い触れ合うことで、子ザルは不安がらない落ちついた社会性のある大人のサルに成長できるのではないか、と考えたのでした。

そこでハーローは実験用のダミー母を作り、本当の母ザルの代わりに二種類の「代理母」を用意しました。一つは針金で出来ていて、哺乳瓶を持ち、子ザルに乳を与えるように工夫されていました。もう一つは、針金を柔らかいタオルで覆い、タオルの裏には熱を出す装置が備え付けられていました。実験の一部では、このタオル製のダミー母にも哺乳瓶が用意されました。赤ちゃんザルはタオル製のダミーに体を寄せ付け、近くに座り、そしてしがみつきました。こうすることで「寄り添い」を手に入れ、触れ合いと温もりを得られたのでした。

分かったことは、本当の母親がいないということは赤ちゃんザルの成長にとって非常に重大だ、ということです。針金製のダミーにしか接触できなかった子ザルは、大人になって他のサルたちと通常の交わりができませんでした。とりわけ、性行動は逃避したり中断したりでうまくいきませんでした。たとえメスが妊娠した場合でも、たいていはオスに襲われてのことなのですが、その針金ダミーで育ったメスは、産んだ子を他の母ザルが普通に世話をするようには、世話をすることはありませんでした。それどころか、産んだ子ザルに向かって残忍で攻撃的な行動をとりました。一方、温かいタオルで出来たダミーと接触できた赤ちゃんザルは、それに比べ順調で、大人になっても比較的トラブルのない集団の一員になれました。自分が産んだ子どもの面倒も見ました。

でも、実の母親に育てられた子ザルと柔らかくて温かいダミーの母親に育てられた子ザルには、相違もありました。私はワシントン郊外にある動物研究所で、ハーローの実験のその後の世代のサルを実際に見ることができました。

私が行ったときには、サルたちはみな大きな囲いの中にいて、フェンス越しに見えるだけでした。フェンスの向こうにはサルの集団が三つ一緒に生活していました。聞くところによると、針金製のダミー母で育ったサルを目にすることはまずない、とのことでした。

だれかが囲いに近づいたときには、もういなくなってしまうからです。ですから、目にできたのは、柔らかくて温かいタオル製のダミー母で育ったサルか、実母に育てられたものか、のどちらかでした。

しかしこの二つのグループにも違いがありました。フェンスに近づくや否や、サルの半分がさっと消えてしまったのです。タオルのダミーで育ったグループのサルです。これからはっきりしたことは、実母と一緒だったサルたちが最も人を怖がらなかった、ということです。つまり、人を怖がらないようなサルに育て上げるのに、柔らかさと温かみだけが必要だとは言い切れない、ということでしょう。

次世代への受け渡し

ハーローの発見と並ぶものに、カナダのマギル大学の研究者であるマイケル・ミーニーが報告した結果があります。それが明らかにしたことは、ラットの母親の中には、産後の最初の一週間、子を舌で舐めたり添い寝をしたりして通常以上に子と触れ合うものがいる、ということです。こうして育てられた子が大人のラットになると、恐怖心が減り、他のラットとも積極的に交わり、ストレスにも強くなりました。

そして母親になると、今度はわが子に対して面倒見がよく、他のラットとの関係性もよかったのです。この行為は、次の世代にも繰り返されました。当初これは、よく舐めてもらい触れ合いが多かったラットとそうでないラットとの遺伝的な違いだ、と考えられました。しかし、マイケル・ミーニーの実験によると、実際はそうではなさそうなのです。つまり、子は、献身的で触れ合いが多く、よく舐めてくれる実母から離され、あまり舐めてもくれず世話もしてくれない「里親」に出されると、里親の性質のほうを受け継いだのです。里子に出されたラットは怯えが増し、社会性とストレス耐性は減じたのでした。大人になっても、わが子に対して面倒見もよくなりませんでした。同様に分かったことは、あまり母親に舐めてもらえなかったラットの子は、よく舐めてくれる面倒見のよい母親に育てられると、この「里親」の性質を受け継いだ、ということです。

この結果から得られる結論は、よく舐めるラットとさほどは舐めないラットの間に実際に遺伝的差異は一切存在しない、ということです。代わりにこの結果が語るのは、性質上の特徴は生後一週間で出来上がり、母親がこの時期にいかに面倒見がよくてどれほど舐めてくれるかしだいだ、ということです。ラットの赤ちゃんは、最初の一週間に舐めてもらい、肌の触れ合いに恵まれれば恵まれるほど、大人になったとき、ますます仲間と関わり合い、穏やかな落ち着いたラットに成長します。この接触刺激の多さこそが子を変えるのです。どれほど触れ合いどれほど舐めるかが母親の母性行動に影響をもたらし、ひいては次世代にも影響をもたらすのです。この事実のために、遺伝上の差異であるように見えるのです。これら見かけ上の違いが出てくるのは、ある遺伝子の活動が生後の早い時期に影響を受けうるため、つまり活性化したり不活性化したりするためです。これはエピジェネティクス（DNAの配列変化によらない遺伝子発現を制御・伝達するシステムおよびその学術分野のこと。このような制御システムは、食事、大気汚染、喫煙、酸化ストレス、X線、薬物、運動などの環境要因によって発現が変えられる）と呼ばれています。

触れ合い、それは本来必要なもの

ハーローが行ったアカゲザルの赤ちゃんの実験から得られる結果には、別の意味でも基本的重要性があります。子ザルたちが、柔らかくて温かなものを好むだけではなく、そちらのほうに引き寄せられたのです。実験では、赤ちゃんザルは、哺乳瓶を持ったただの針金製のダミー母と、針金製ではあるものの熱源を内蔵し柔らかなタオルで包まれた、哺乳瓶を持たないダミー母のどちらかを選択しなければなりませんでした。すると、赤ちゃんザルは、基本的にはいつも温かくてふわふわしたダミー母と一緒にいました。ただし一切ミルクはもらえません。ミルクを飲むときだけ、針金で出来たダミー母のところへ行きました。

ですから、ハーローは当初、触れ合いのほうが食べ物をもらうよりも大事だ、と自らの発見を解釈していました。しかし、最終的にはこの解釈を少し変え、母ザルは子ザルに乳を与えるというとても重要な役割を果たしている、としました。このように少し自説の主張を緩めましたが、それでもハーローの研究はとても重要なことに注意をもたらしました。つまり明らかに触れ合いの必要性があり、これは食べ物の必要性とは別個のものだ、ということです。実験から分かることは、子ザルは、柔らかくて温かいダミー母を、たとえミルクをもらえなくても探し求めた、ということです。ミルクが欲しいときは針金製のダミー母のところへ行きましたが、そのとき以外はすべてタオル地で出来たダミー母と一緒にいました。とくに怖がっている場合や慰めが必要な場合はそうでした。赤ちゃんザルは、穏やかに落ち着き、そして身を任せて気持ちよくしていました。これが示すのは、柔らかくて温かいタオル製のダミー母に寄り添っていると落ち着き効果が出てくるということです。

スキンハンガー

柔らかくて温かいタオル地と触れ合うことで落ち着き効果が出てくるという結論に至った時点でハーローに分かっていなかったことは、皮膚に由来する感覚神経が温もりや触れ合いによって刺激され、落ち着きや仲間と関わり合う社会性が生み出される、ということでした。アメリカの人類学者アシュレイ・モンタギューはその著書『Touching: The Human Significance of the Skin（タッチング、人にとっての皮膚の重要性）』の中で、皮膚が触れ合いに飢えている様子を、皮膚空腹すなわち「スキンハンガー」という用語で表し、ハーローの実験で明らかになった寄り添いの特別な必要性を表現しました。この必要性は触れ合いによって満たされるもので、ちょうど通常の空腹が食べ物によって満たされるのと同じです。

ジョン・ボウルビーとアタッチメント

ボンディングという概念が生み出されるずっと前に、アタッチメントという用語が用いられていました。これは、一体化したり、人をともに結びつけたりすることを意味しました。しかし、アタッチメントは純粋に精神的過程から生み出される、と考えられていました。したがって心理学的理論の枠組みの中でしか説明されえませんでした。ところが、イギリス人ジョン・ボウルビー（一九〇七－一九九〇）は、この見方を変えました。ボウルビーは内科医であり精神科医であり、精神分析学者でもありましたが、ローレンツが行った動物の刷り込み行動の研究に関心を寄せていました。そして、子どもが抱く、両親とりわけ母親に対するアタッチメントは部分的には生物学的現象である、との見解を持ち始めました。ボウルビーが示唆するところは、ハーロー同様、子どもが母親を探し求めるのは触れ合いと愛をもらうためであり、食べ物を得るためだけではない、ということです。つまり、母親あるいはそれに代わる重要な人物でもよいですが、その存在がいつでも戻れる安全基地なのだというポジティブな経験があると、子どもは自らの自尊心と安心感を築き始めるものなのです。

ボウルビーは、アタッチメントとは生まれながらにして必要な生き残り戦略、すなわち子どもが世話と庇護、加えて触れ合いと愛と安心を得られることを保証する方法だ、と考えました。またボウルビーが言うには、少しばかり年上の子どもにとって母親との寄り添いが必要となるのは、その子が怯えたり心配したりするときだけだ、とのことです。

子どもが両親と一緒にいることがどれほど重要であるかが分かったのは、ボウルビーが第二次世界大戦中の疎開がもたらした結果を書き著したときのことでした。当時ロンドンの多くの子どもたちが、地方の家に一時的に送られ、ドイツ軍の空襲の危険や恐怖を避けたのでした。終戦後、疎開がこの子どもたちに及ぼした影響を調査すると、その結果は、だれしも驚くことでしたが、親元を離れ田舎で生活しなければならなかった子どもたちのほうが、空爆にさらされるロンドンに親とともに残留した子どもたちに比べ、心理面で不安定だったのです。

ジョン・ボウルビーはこの結果を、空爆時に恐怖やおののきを経験した子どもたちがストレス経験に対して防御力があったのは、両親とともにいたからだ、と解釈しました。疎開した子どもたちは、空爆からは逃れたものの、親から引き離されるというマイナスの効果を被ったのです。子どもたちが両親と別れた場合、心の内で親が自分を安心させてくれる姿が薄れてしまい、そのため心配が増大したのです。

　同僚の研究者であるメアリー・エインズワース（一九一三－一九九九）とともに、ジョン・ボウルビーが明らかにしたのは、乳幼児期の他者との関係性が、その後のアタッチメントスタイルの発達にいかに影響しうるか、ということでした。例えば、長期病院に預けられた子どもの研究は、親元を離れていることが、その子たちのアタッチメントスタイルおよびその後の心理的健康に及ぼすマイナスの影響を明らかにしました。母親とのアタッチメントは、三つのタイプに分けられました。安定型アタッチメント、回避／拒絶型アタッチメント、不安定型アタッチメントです。安定型アタッチメントが広く意味するのは、拠点を置く安全基地として親があり、怖くなったときには戻って来られる安全な避難所として親がある、ということです。一方、不安定型アタッチメントのある子は、いくつかの理由で、内的不安に対処するために親を安全基地として用いることができないのです。主たる養育者の子への反応性が高く近づきやすいほど、アタッチメントスタイルはそれだけますます安定的になるのです。

　エインズワースとボウルビーは、乳幼児期に経験した他者との関係性が、大人になってからの人との関わり合い方にしばしば影響を与えると主張しました。私たちは、大きくなってからの人間関係の中で、両親に示したのと同じ反応をするものなのです。しかし、ボウルビーが否定しなかったことは、私たちは、過去の経験が何であっても、後々の人生でプラスのアタッチメントを構築しうる、ということです。しかし、残念なことに、ジョン・ボウルビーの時代の人たちは、ボウルビーの理論を評価する際、けっこう辛く当たったのです。あるとき、イングランドでの講演中、ボウルビーが自らの生物学的手法でアタッチメント理論を説明しようとすると、当時流行っていた精神分析学的理論とは違っていたため、レクチャーホールを埋め尽くす聴衆がみなブーイングし始めたのです。そのため、ボウルビーは会場を後にすることを余儀なくされたのでした。

寄り添い、触れ合い、そしてアタッチメント

前述のように、ボウルビーはアタッチメント理論に対して、以前の専門家に比べ、生物学的説明を施したのですが、この現象を生理学的説明モデルと結びつけることはありませんでした。たしかに、現代の技術やメソッドのおかげで、今や人々を観察し、どう感じているのかを解明できるようになってきました。このことで、なぜ、どのように、触れ合いが私たち人間が生きていくうえで大事であるのかを説明できるようになってきました。しかし、ジョン・ボウルビーが明らかにした子の母に対するアタッチメントやハリー・ハーローが見つけ出したことは、寄り添いの生理学的モデルととてもよく合致するのです。本書では、この生理学的説明モデルを紹介し、モデル内での触れ合いと寄り添いの実際的な役割がいかに重要であるかを説明します。

第３章 ❋ 体はどのようにコントロールされるのか

私たちの体内で起こることの大半は、脳とホルモンにコントロールされています。脳は体のさまざまな部位に到達する神経信号を介してコントロールします。一方、ホルモンは血流を通してさまざまな到達目標に達することでコントロールします。これらが行われる舞台は、中枢神経系、末梢神経系、ホルモン産生腺およびホルモンの標的臓器です。

中枢神経系は二つの部分で構成されています。脳と脊髄です。末梢神経系は、意識的に制御できる体性神経系と意識的に制御できない神経である自律神経系の二つに分かれます。この末梢神経系を構成する神経は、内と外に向けて走り、脳と体を結びつけ仲介する神経です。原則として、中枢神経系と末梢神経系はともに形と大きさの異なる神経で出来

神経細胞（ニューロン）図

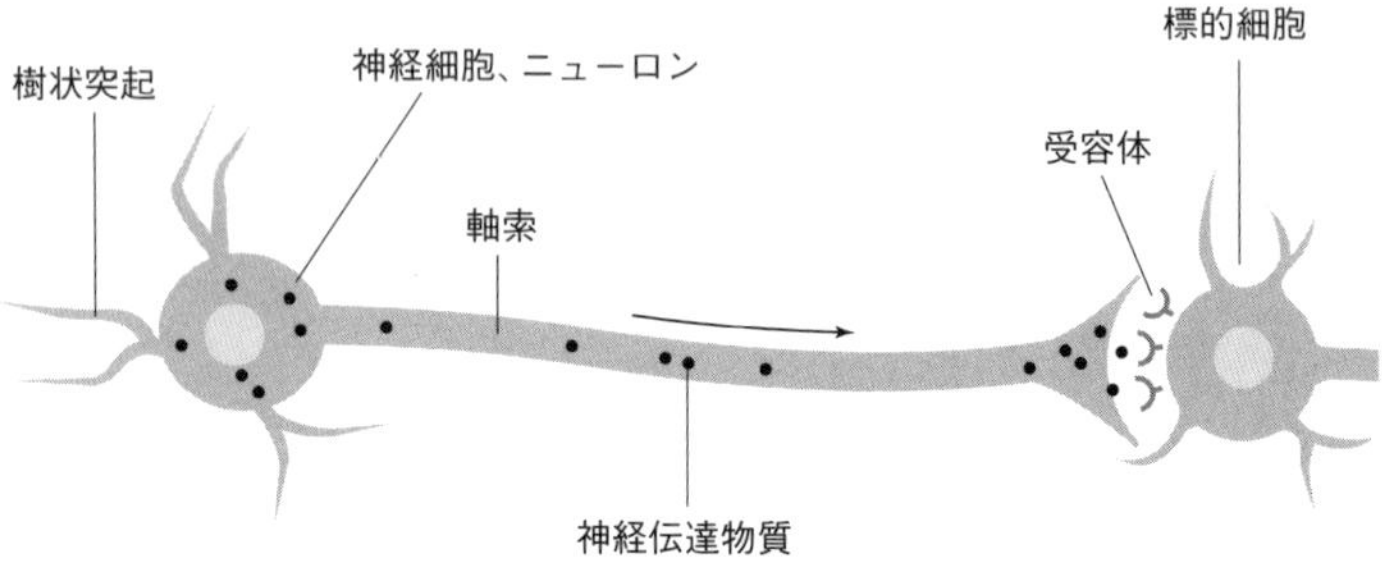

ています。ニューロンとは突起を多数持つ細胞体です。他のニューロンからの信号を受ける突起は樹状突起と呼ばれ、信号を送る突起は軸索と言います。

概して、神経細胞は活性化すると軸索から神経伝達物質が出され、他のニューロンや標的臓器上の受容器に達します。この神経伝達物質は、実は分子で、神経系にある一つの神経細胞から次の神経細胞へと、次々に信号を化学的に取り次いでいきます。神経伝達物質は、軸索の末端にある特別に膨らんだところに蓄えられており、神経信号に反応して放出され、軸索と標的細胞の間にあるシナプス接合部に入ります。

神経伝達物質は二つの細胞間の活動を仲介しますが、異なる化学物質で構成されることがあります。あるものはアミノ酸で、体を組成するタンパク質の基礎成分です。またあるものは、アミノ酸が結合したペプチドであったり、さらには少し結合の仕方の違うカテコラミンであったりします。ある種のガス状伝達物質の中には、神経間でも異種の脂肪分子間でもメッセンジャーとして機能するものもあります。

脳の構造

脳はいくつかの層から成り、発達の観点からすると、新旧二つの層があります。しかし、脳はおおまかに三つに分けられます。「新しい」大脳皮質と、進化的にはそれよりも古い大脳辺縁系である脳幹および脊髄です。脳の一番外側に回旋状の大脳皮質があり、ここでは種々の知的機能が処理され実行されます。これらの処理と実行には、戦略的思考、解釈、評価および判断などの活動が含まれます。

大脳皮質に一番近いところに大脳辺縁系があります。これは感情、情動的衝動、記憶および学習能力にとって重要な場所です。その隣にあるのが脳幹でさらに奥のほうにあります。脳幹は本能や基本的な自動的生存機能や反応を扱います。最後に脊髄では反射が起こります。

脳の新旧両方の部分には、輪郭が明瞭な領域があり、さまざまな活動と関連しています。

脳のさまざまな機能の概要図

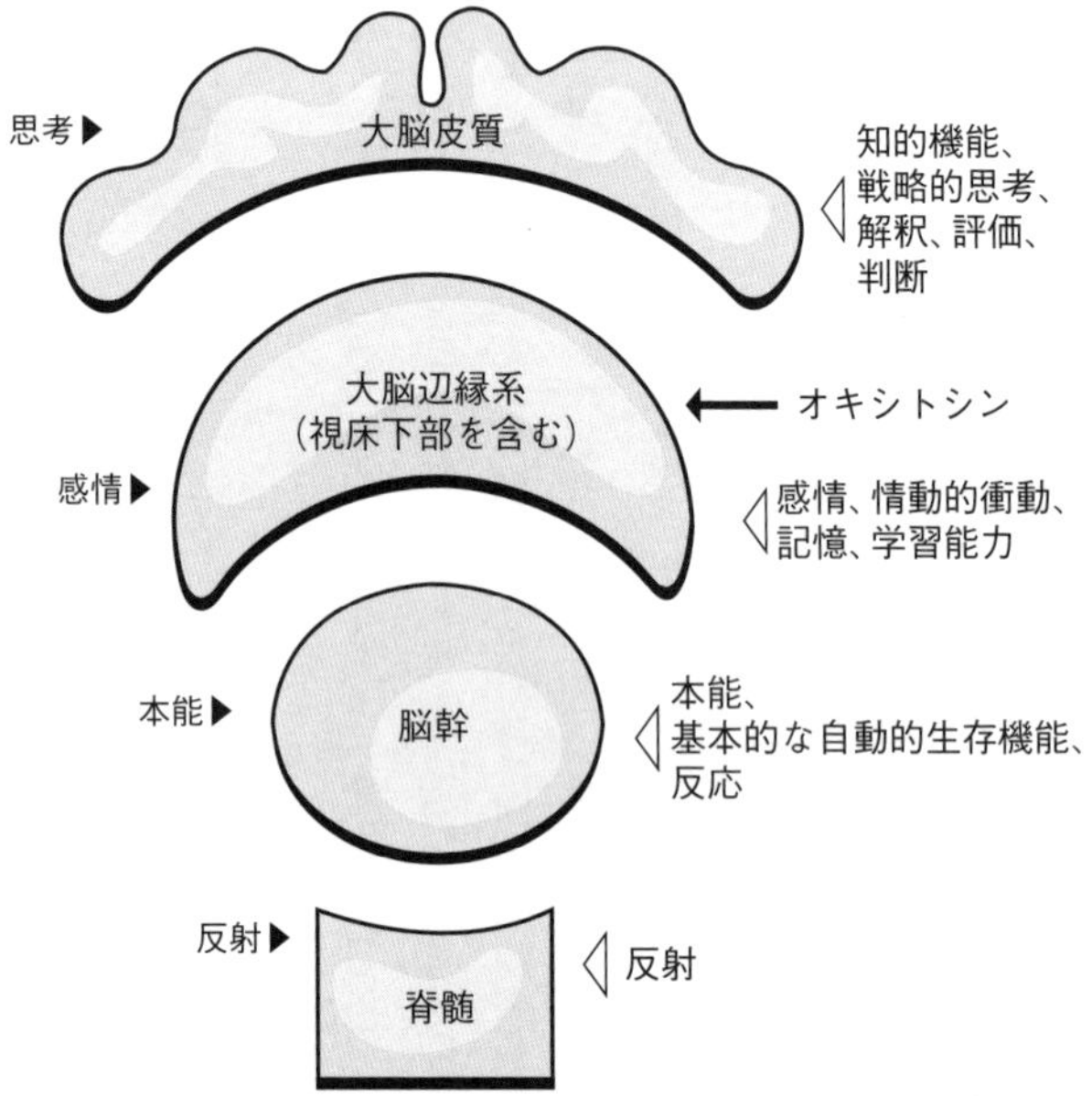

今日、脳について、さらに特異的で局所的な機能が急速に分かってきています。これは、ここ数十年にわたって脳の研究法が進歩し、脳内の活動をいろいろなやり方ではっきりと描き出せる数々の技術が開発されたことによります。最も一般的な方法に、CTスキャン（CATスキャン）、機能的磁気共鳴画像法（fMRI）、陽電子放射断層撮影（PETスキャン）などがあります。

遠心性神経である運動神経

筋肉の動きは、体性神経系を介してコントロールされます。脊髄から出るこれらの神経は、私たちの体の動きをコントロールする大脳皮質とつながっています。つまり、これらの神経の活動は私たちの意思によってコントロールされるのです。

自律神経系として知られる末梢神経系の部位内の神経の場合は、状況が違います。これらの神経は心臓、肺および胃のような内臓の活動を調節します。それにより私たちの呼吸、消化、血圧および心拍数をコントロールするのです。我々は通常、意思の力だけで自律神経系の機能に影響を与えることはできません。自律神経系をコントロールしているのは、脳の古い領域である視床下部や脳幹などです。

自律神経系は通常、交感神経系と副交感神経系の二つの部分に分けられます。自律神経

副交感神経系と交感神経系の概要図

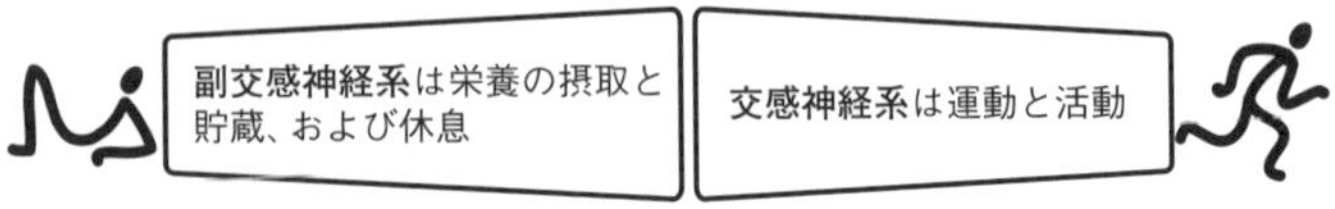

系のこれらの二つの働きを簡単に表すと、正反対の機能を持っていると言えます。交感神経系は活動に結びついていて、例えば運動やいろいろなストレス反応に関連しています。副交感神経系のほうは休息に結びついて、消化の調節と栄養素の貯蔵を担当しています。副交感神経系の機能は、脳と体の内臓の多くを結ぶ、主に迷走神経によって制御されています。

求心性神経である感覚神経

脳は常に内の世界と外の世界からの情報を得ています。視覚、聴覚、嗅覚、触覚などの感覚を通して、私たちは周りの世界で何が起こっているか感知します。ですから、情報は、私たちのさまざまな感覚神経を介して脳に運ばれているのです。

周りの世界からの情報は、私たちが思う以上に私たちをコントロールします。最初の何が起こっているか分からない状態、つまり情報が大脳皮質に到達していない状態では、外界からの刺激は不安や恐怖を誘発し、闘争・逃走反応の引き金になります。一方、環境が、すべてが穏やかで安全だという信号を送ってくる場合、私たちは気持ちよくリラックスして、落ち着いて反応します。感覚情報が私たちの皮膚か鼻を介して入ってくると、これらのプロセスは大部分が無意識に起こります。しかし、たとえこの反応が無意識だとしても、人との関わり合いの中で、多くの点で重要な役割を果たします。それは後の章で明らかにします。

ホルモン

中枢神経系に加えて、もう一つ重要な制御調整システムがあります。内分泌系、すなわちホルモン系です。ホルモンは神経伝達物質と同じように分子であり、産生される器官から血流に入り、血液を介して標的器官に達します。ほとんどのホルモンは、脳下垂体と呼ばれる脳内の小さな器官で作られ、そこから血液中に放出され、視床下部によって制御されています。視床下部とは、脳下垂体のすぐ上の大脳辺縁系の領域です。この領域は、さまざまな身体機能のコントロールと調整のために極めて重要です。

ホルモンの多くを産生するもう一つの臓器は、消化管です。消化管のホルモンも視床下部に制御されますが、もっと間接的には迷走神経を介して制御されています。消化管のホルモン、例えば、ガストリン、コレシストキニン、セクレチンなどは、適切な消化のために重要です。同時に、栄養摂取、成長、食欲制御および感情に関しても重要な機能を持っています。消化管ホルモンは、血流を介して体のさまざまな領域に到達し、感覚神経すなわち迷走神経を通して消化管から脳にも影響を与えます（184ページの図を参照してください）。

下垂体は、ホルモンの大半を作る内分泌器官で、前葉と後葉で構成されています。下垂体前葉は、多くの重要なホルモンの産生を担当しています。その中には、乳汁生成を制御するホルモン、甲状腺ホルモン、性ホルモンおよびストレスホルモン（外的なストレスに対して体を守る働きをするホルモン）などが含まれます。

コルチゾールは、ヒドロコルチゾンとしても知られ、血圧と血糖値を維持する非常に重要かつ不可欠なホルモンです。コルチゾールがなければ人は生きていけません。ですから、血液は常にこのホルモンを一定のレベル含んでいます。ストレスや不安があると多量のコルチゾールが分泌されます。コルチゾール値の長期上昇は、体に悪影響を及ぼします。最も顕著な影響は、免疫システムを抑制し、血液中のグルコースのレベルを有意に上げることです（対照的に、コルチゾール値が短期上昇する場合、免疫システムの機能が強化されます）。要するに、コルチゾールの調節は、下垂体前葉から放出されコルチゾール分泌を制御する皮質ホルモンであるＡＣＴＨの調節と合わせて、私たちの健康と幸福感のために極めて重要なのです。

HPA軸（視床下部-下垂体-副腎系）

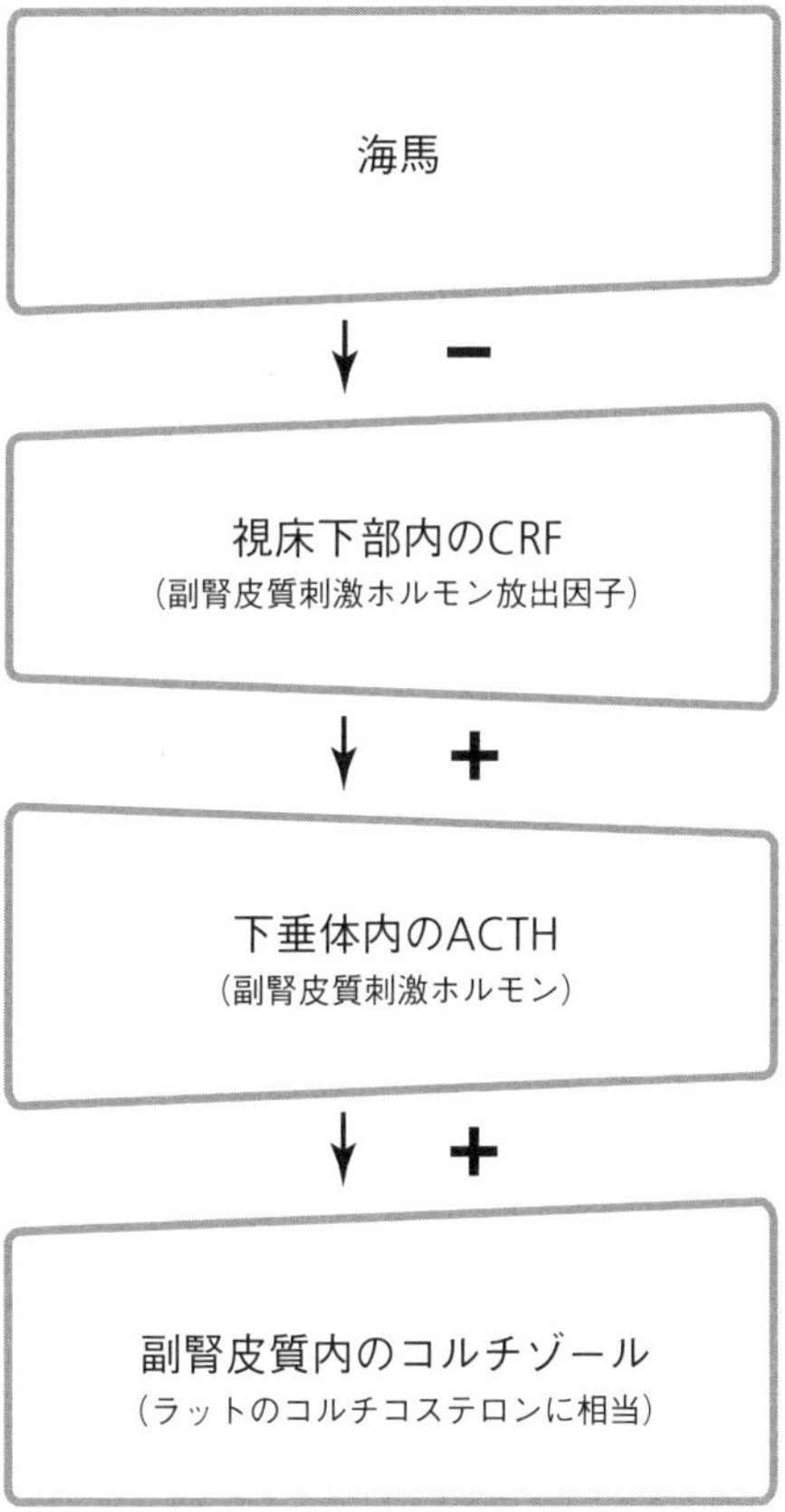

CRFがどのように視床下部で産生され、どのように下垂体内のACTHの放出をコントロールしているかを示している。ACTHは血流を通して副腎に達し、副腎皮質からコルチゾールの放出を刺激する。視床下部におけるCRFの放出は、海馬からの神経を介して抑制されている。

コルチゾールの産生は、HPA軸（視床下部—下垂体—副腎系）を介して調整されます。視床下部ではCRF（副腎皮質刺激ホルモン放出因子）と呼ばれる制御物質が産生され、毛細血管を介して下垂体前葉に分泌されます。このCRFはACTH（副腎皮質刺激ホルモン）の放出を刺激します。ACTHとは下垂体前葉で産生されるホルモンで、今度はこれが血流を介して、副腎の外側の部分である副腎皮質からコルチゾールの放出をコントロールします。

海馬とは、記憶と学習能力に関連する脳の領域であり、触覚や知覚記憶を識別するスイッチを入れる場所でもあります。通常、視床下部におけるCRFの放出、ひいてはHPA軸全体の活性化は、海馬からの信号によって抑制されます。海馬のブレーキが解除されると、コルチゾールのレベルは天井知らずに上昇します。これは、海馬内で通常作用する抑制効果が大脳皮質によって遮断された場合に起こることがあります。

また、CRFを含む神経が扁桃体から出ています。扁桃体は脳幹の青斑核に突き出ていて、攻撃と交感神経系の覚醒と活性化のための重要な制御中枢です。扁桃体は大脳辺縁系の重要な部分で、恐怖の知覚と関連しています。外部からの感覚信号は、扁桃体で危険か否かが評価されます。周囲が危険だと認識されると、恐怖が発生します。このようにCRFのレベル上昇は、精神的ストレスと身体的ストレスの両方を誘発します。

しかしながら、下垂体後葉もまたホルモンを放出します。オキシトシンとバソプレッシ

視床下部と下垂体の位置を示す人間の脳の断面図

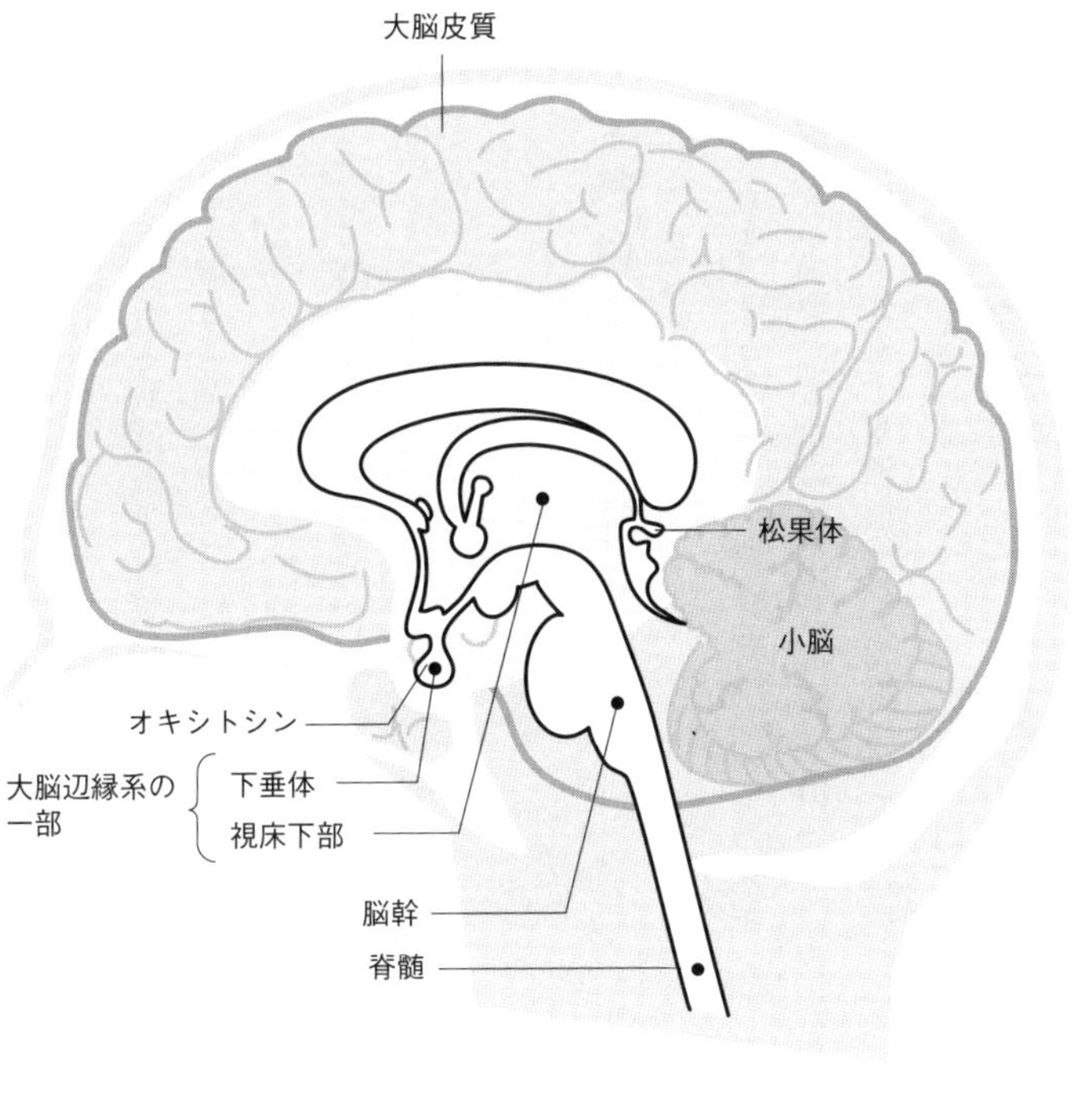

ンです。これらの物質を含む神経は、視床下部から下垂体後葉まで走行し、そこからオキシトシンとバソプレッシンが血流に分泌されます。さらに、オキシトシンとバソプレッシンを含む神経系は、脳の他の部分にも到達して影響します。このようにして、脳内のオキシトシンとバソプレッシンの影響は連動し合っています。

オキシトシンの詳しい働きとバソプレッシンのある程度の働きは次章でさらに詳しく述べますが、ここではひとまずオキシトシンがどのように皮膚を介して、人との関わり合いに影響を与えるのかを説明します。

皮膚、それは大きな感覚器

第1章で述べた哺乳類のさまざまなタイプの関係性において、オキシトシンという物質は、そのような関係性を構築し維持するために重要な役割を担っているようです。なぜなら、オキシトシンは見知らぬ相手に対する恐怖感を軽減し、そばにいたいと思わせ、相手と関わり合いを持ちたいと思わせるからです。

オキシトシンは、さまざまな感覚を敏感にし、その知覚したことの記憶を向上させることで相手を見分けやすくします。他者と関わりを持ったとき、寄り添いを通してであれ、

恐怖を軽減する

視覚、触覚、嗅覚を通してであれ、幸福感や穏やかな落ち着きの感覚がオキシトシンを通して作り出されます。オキシトシンは、これらの機能を調整する合図を送るシステムをつなげ、活性化する働きをしています。

オキシトシン放出を促すシグナルは、先に述べたように私たちの感覚を通して脳に達します。それは、においや視覚的印象、あるいは聴覚情報を介してです。皮膚が感覚器であるということはしばしば忘れられがちですが、皮膚は最も古い感覚器であるとともに最も大きな感覚器なのです。成人では、皮膚の表面積は二平方メートルにもなります。

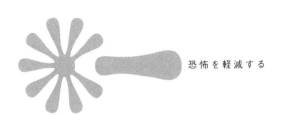

皮膚とはどんなもの

皮膚は、外胚葉すなわち胚を形成する三つの細胞層内の外側の層から出来ています。脳や脊髄も、この外胚葉から発生します。皮膚と脳が共通の発生の起源を持っているということから、皮膚が単なる外界から防御するバリアとしてあるだけでなく、私たちと外界をつなぐ重要な働きを担っていることが分かります。

アシュレイ・モンタギューは、皮膚と神経系の関係を「皮膚が溝状に陥没して脳や脊髄が形成されるので、神経系である脳と脊髄は体内に埋没している皮膚の一部であり、皮膚は外界にさらされている中枢神経系の一部である」と言っています。

皮膚は最初に発達する感覚器なのです。胎生六週ですでに胚は触覚を持ちます。その後、皮膚から目と耳が発達し、味覚と嗅覚がそれに加わります。発生の観点から言うと、皮膚は私たちの感覚のすべての前駆体、いわば「感覚の母」です。「皮膚感覚」は古代からのものなので、皮膚から得るほとんどの情報は、基本的な感情や生理的反応を制御する古い脳を介しているのです。皮膚から受け取る情報は、あまりはっきりせず意識的ではありません。さらに、そのような刺激によって引き起こされる反応は意思の力ではどうにもできないので、私たちは皮膚からの情報を過小評価する傾向があります。逆に、目や耳といった非常に「現代的」な感覚器からの印象刺激を重要視するとともに、過大評価しがちです。

外界からの情報を受け取り、脳に伝達するという皮膚の能力を見過ごしてきたことは、まず間違いなく次のような理由からでしょう。医学においては、寄り添いと人との関わり合いに関して皮膚が持つ媒介の役割を過小評価する一方で、純粋な心理学的特性の説明モデルを仕立ててきたからでしょう。

感覚神経とはどんなもの

皮膚には外界からの情報に反応する多くの小構造と感覚受容体があります。それらは、けがや有毒物質、あるいは気温の違いによって、また、圧迫やタッチによって活性化されます。

皮膚の感覚受容体によって得られた情報は、その後、環境刺激に対する応答として感覚神経に伝達されます。これらの感覚神経によって、この情報は背中側の神経節を通って脊髄に達し、脳に向かう上行性の他の神経につながります。皮膚が脳と神経系の他の部分と非常に密接な関係にあることは明らかです。

感覚神経は、痛み、タッチ、温度（暑さと寒さ）、圧迫刺激などのいろいろな情報を脳に伝達します。皮膚から出る神経は太い神経線維と細い神経線維に分けられます。

太い神経線維は、脂肪（ミエリン層）に囲まれています。この太い神経線維は、皮膚が触れられたり損傷を受けたりすると、矢継ぎ早に急性サインを出します。とくにタッチの刺激は、目が粗い神経線維を介して伝達されます。

細い神経線維、いわゆるC線維のほうは、ゆっくりとした速度で神経信号を送信し、発達の観点から言えば、太い線維よりも古いです。C線維は、ピンポイントの局所的な感覚を伝達するのではなく、痛みの大まかな感覚を伝達すると考えられてきました。典型的な例に、歯痛があります。歯痛は非常に激しい痛みですが、正確にどの歯が痛いかを特定することは難しいです。

ヨーテボリの研究者であるオーケ・ヴァルボーとホーカン・オローソンは、C線維の一部、いわゆるCT線維と呼ばれる線維がタッチに応答する、と報告しています。しかしCT線維は、どんなタッチにでも反応するのではなく、とくに毎秒一センチメートルの割合のソフトな撫で方に反応するのです。このような撫で方は、幸福経験とつながる脳の一部を活性化することが示されています。

ホーカン・オローソンらは、通常の太い随意感覚神経を欠損しているが細いタイプの感覚神経は持っているカナダ人家族を調査しました。fMRIを使うと、特定のプロセスにおいて活性化している脳内の領域を、周囲よりも信号強度を強くし見極めることができます。これを使って一秒当たり一センチメートルの割合で皮膚を撫でる刺激のみが、彼らの脳を活性化していることが明らかになりました。このことから、CT線維はタッチの知覚経路に重要な役割を持っているであろうと言えます。

皮膚から脳に情報を伝達するC線維タイプの感覚神経は他にもあります。これらの神経線維は脊髄を迂回し、内臓とつながっている神経である迷走神経とともに脳に到達します。これらの神経は、主に身体の前面である胸部および腹部の皮膚からと、さらに子宮と膣から延びています。この神経は、視床下部とオキシトシン産生細胞と非常に直接的な関係があります。そのため、精神および身体機能を調節することに関しては、重要な機能を有しています。

皮膚の役割

皮膚が何らかの危険にさらされた場合、さまざまな抑制的な反応と防衛的な反応（闘争か逃走）が、交感神経系を介して発動し、さらにHPA軸（視床下部―下垂体―副腎系）が活性化します。反対に、皮膚が無害な環境あるいは快適で安全な環境であろうと知覚した場合には、平穏と平静さに関連する違ったタイプの反応が発動します。このような状況では、防衛とストレス反応が抑制され、成長と癒しに関連する副交感神経系が作動します。

感覚神経が活性化されると、複合的に影響し合う反応のパターンが形成されます。受けた刺激に対する反応は、神経信号が皮膚から脳へ伝わる間にさまざまなレベルで誘発されるからです。数々の反応は、神経信号が脳に到達する前と後の両方で形成され、新旧両方の脳の部分に影響します。私たちが、いつどこで触れられ、けがをしたのかに気づけるのは、大脳皮質の感覚野を介してです。脳の古い部分では、神経信号は私たちの気分に影響したり、痛みや喜びを生んだり、ストレスレベルや血圧や消化などの身体機能に影響したりします。このことを具体的にするために、皮膚から脳に至る疼痛神経と触覚神経について次に説明します。

疼痛神経の働き

人は、不快なこと、あるいは苦痛なことを経験すると、通常その危険を避けようと反応します。皮膚に痛みを伴う刺激がある場合には、大脳皮質の体性感覚野を通して意識化されます。

しかし、普通けがをしたり、やけどをしたときは、さっと手を引っ込めます。またたれかに叩かれそうになると、その人から逃げたり、度胸があれば叩き返すこともあるでしょうが、ともかくこういう反応は反射という性質のものであるため、脊髄内で発動します。

局所的に言えば、傷の周りや皮膚が毒に冒されたところでは、炎症反応が引き起こされ、毒性物質を排出し、破壊しようとします。これらの局所反応は、疼痛神経が小さな神経枝を持っていることによります。この小さな神経枝は、皮膚に逆戻りする突起物です。これらの突起には、組織周囲に放出されるときに炎症を引き起こす物質が含まれています。

疼痛神経が刺激されると、神経信号は脊髄に伝わり、そこからさらに脳へと伝わり、行

疼痛神経の働き

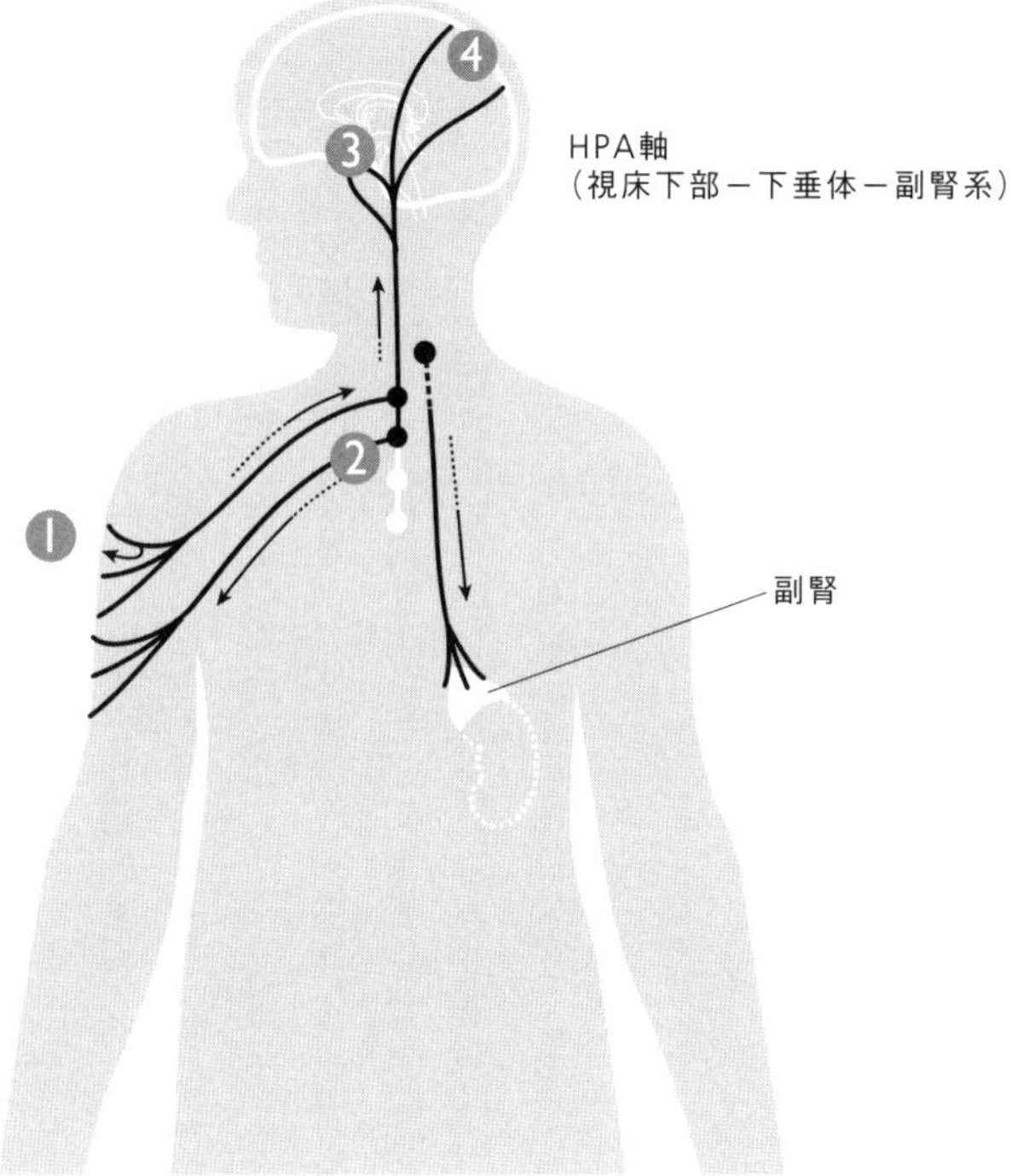

疼痛神経が活性化されると、神経系がさまざまなレベルで活性化する。①小さな神経枝、いわゆる軸索反射は、痛みを調節する感覚神経から出発し、皮膚に逆戻りする。②脊髄では、痛みのインパルスが発現した場所へ逆戻りする神経線維が活性化される。いわゆる脊髄反射。その影響は③視床下部、④神経インパルスが意識化される大脳皮質などの脳の古い部分で生じる。なお、視床下部内の痛み刺激は、HPA軸を活性化させ、副腎からコルチゾールを放出するストレス反応を引き起こすことには留意のこと。

動に影響を与えストレス反応を誘発します。例えば、のちほど説明しますが、交感神経系やＨＰＡ軸の活動の高まりです。一方で、逆戻りする小さな神経枝（軸索反射）が活性化され、皮膚の局所炎症反応を起こしうる物質が樹状突起から分泌されます。さらに疼痛神経は脊髄に達したとき、反射的行動を起こします。

神経信号が最終的に大脳皮質の体性感覚野に到達すると、前述のように、私たちに痛みの意識感覚が生じます。しかし、痛みを伝える神経はまた、脳の原初的で古い部分での反応を介して、びまん性の痛みや炎症を引き起こします。これは少し遅れて発生します。ひとたび痛みの信号が視床下部に達すると、身体のストレスシステムも発動します。ＨＰＡ軸（視床下部—下垂体—副腎系）が活性化され、交感神経系の活性化により心拍数と血圧が上昇します。このように原則として、個々人があらゆる段階で自己防衛しているのです。そして生じる反応は、痛みを調節する神経線維の活性化から出てくるものなのです。

触覚神経の働き

何か、あるいはだれかに触れられると、私たちは触れられている感覚や、それが身体のどこで起こっているのかをほとんどすぐに感じ取ります。これらを感じ取るのは、大脳皮質の感覚野で、それは感覚情報を扱う大脳皮質の領域です。しかし、触れられると、他にも生じることがあります。「触覚神経」には細い神経線維、太い神経線維があるのですが、その双方が、脊髄と脳内の他のレベルでも活性化しているからです。

求心性の触覚神経は、後方に走る小さな神経枝を皮膚に有しています。触覚神経が活性化されると、信号は同時誘発されますが、これは脊髄から出ている感覚神経の主要な部分と、皮膚へと下行している小さな神経枝で起こります。この神経枝で起こる場合は、血管拡張物質が、後方に走行する小さな線維から放出されるため、触れられた領域で血流が増加します。このようにして、皮膚は少し温かくなります。このことは心地よい感覚として認識されます。神経信号が脊髄に達すると、新しい反射が活性化されます。その反射の中には、触れられた部位（脊髄反射弓）に戻り、温かさや幸福感を感じさせてくれるものがあります。さらにタッチは、「痛み神経」の活動を阻害することによって、痛みを軽減することができます。

新しい脳の部分にある感覚野に到達する前に、タッチの信号を伝達する神経が脳の古い部分に分岐します。その脳の部分とは、脳幹の領域と、重要な基本的機能を制御する視床下部です。タッチは脳内へのオキシトシン放出を刺激します。つまり、ストレス応答が抑制されているということです。これらの効果のうち、すべてではありませんが一部は、身体が触れられている知覚と比較して、若干の遅れが生じます。なぜならそれらは、脳の非常に古い部分で起こる効果だからです。タッチによる効果はいくつかのレベルといくつか

タッチによるオキシトシンの脳内への放出

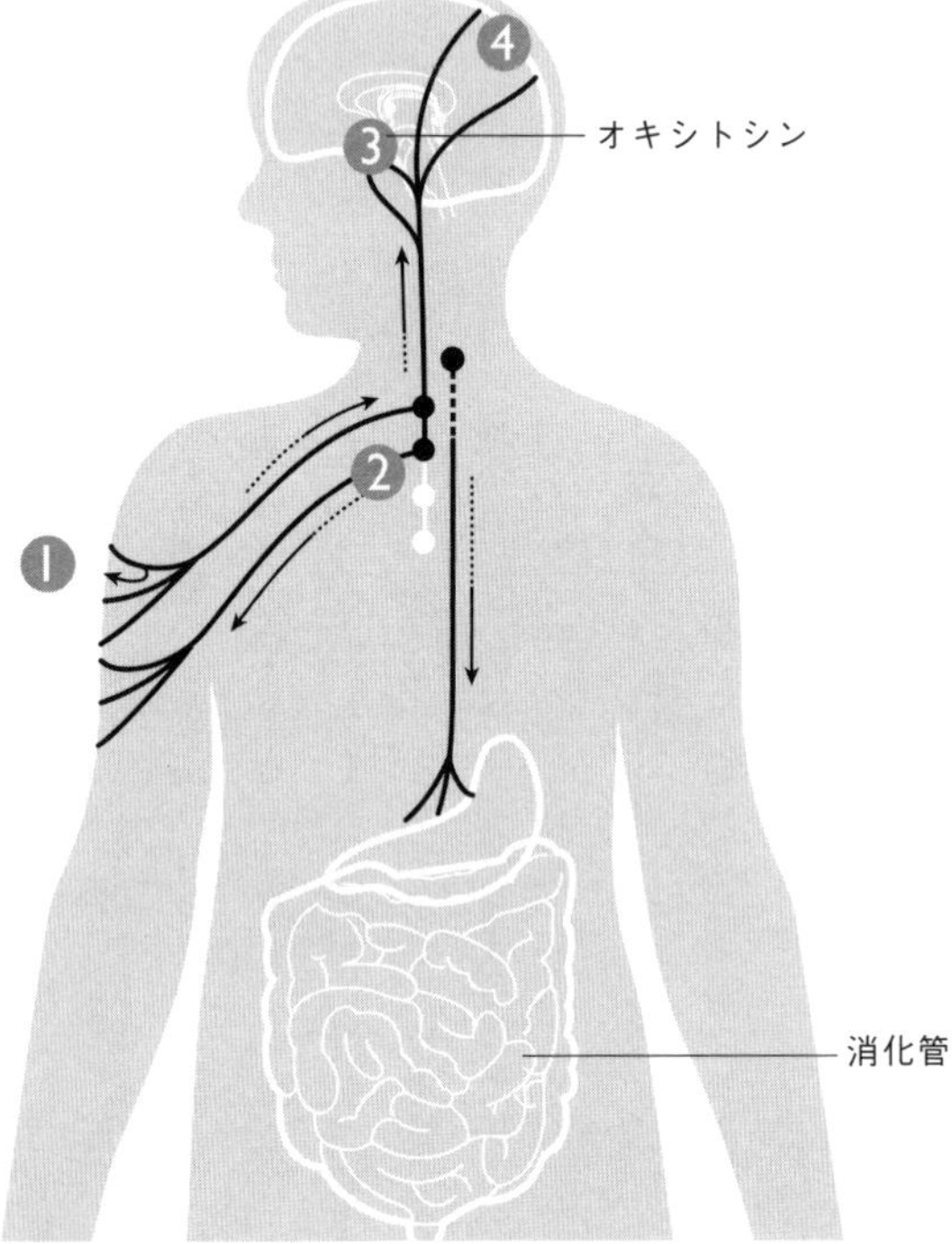

タッチは、痛みが脳内で引き起こすのと同じレベルおよび類似のメカニズムを介して、反応を引き起こす(①〜④については65ページを参照)。しかし、タッチによって形成される神経シグナルは、オキシトシン放出につながる。これにより、消化管の活性化のような、オキシトシンを媒介とした反応が引き起こされる。

の段階で生み出されますが、その仕組みは、有害で痛みを伴う刺激が神経系の複数のレベルで効果を誘発する場合と同じです。

これで身体の神経と内分泌システムの基本的な仕組みが理解できました。どちらの仕組みも、私たちを取り巻く世界の中で自分自身がどのように感じ、経験するかに関わっています。この世の大部分は、親密な関係性と親密でない関係性で成り立っています。タッチを通して放出されたオキシトシンは、これらの二つの関係性に重要な役割を果たすのです。では、本書の中心的テーマであるオキシトシンの話に移りましょう。

第4章 ＊ オキシトシンとは何か

すでに、オキシトシンがどこで産生され、体内をどのように運ばれるかを述べました。オキシトシンは下垂体後葉から血流に放出される物質です。もともと出産や授乳に関連することが知られていましたが、現在では触れ合いや寄り添い、そして成長のための栄養摂取に関わることが知られています。この章では、今日知られているオキシトシンの多様な効用について、とくに人と人との関わり合いの中でのオキシトシンの効果について詳しく説明します。

第４章

オキシトシンとは何か

オキシトシンの発見

一九〇九年、イギリス人のヘンリー・デール卿が、下垂体後葉からの抽出物が妊娠中の猫の子宮収縮を起こすことを発見し、その物質をギリシャ語で「速いお産」という意味のオキシトシンと命名しました。

さらに数年後、オキシトシンが乳腺に乳を蓄える小さな袋である乳腺胞の収縮を刺激することも発見しました。この収縮を通して射乳が起こるのです。デール卿がオキシトシンの効果を発見した後すぐに、この物質は、分娩中の女性の陣痛を誘発したり、促進したりするために使用され始めました。オキシトシンの化学構造と子宮筋への効果はすべての哺乳類で同一です。

あまりよく知られていないことは、オキシトシンは出産と授乳に関連する行動や身体機能の両方において、うまく適応できるように全体を調整している、ということです。これが起こるのは、オキシトシンが脳内では神経伝達システムと関連しているからです。実は、オキシトシンの調整因子としての作用の仕方は、他のタイプの哺乳類の関係性の場合と同じなのです。このことは、カップルの関係性と群れの中の関係性の両方に当てはまります。このような関係性の中で、オキシトシンの効果の表出は独特で、他の神経伝達系を介して調整される効果を関連づけ誘発するのです。

オキシトシンは哺乳類の共有物

オキシトシンは、進化上は非常に古い物質で、すべての哺乳類が持つ化学的に同一の小さなタンパク質です。オキシトシンは、主として視索上核と室傍核と呼ばれる脳内の神経細胞の二つの大きなグループで産生されます。この神経細胞が位置しているのは視床下部で、これは脳の古い部分に当たり、すべての哺乳類とさらに古い動物種に存在する「司令塔」の部分です。脈拍や血圧、空腹やのどの渇き、および攻撃性や性欲といった基本的な機能が視床下部によって制御されています。私たちのホルモン放出の大半はまた、この視床下部によりコントロールされています。

オキシトシンのさまざまな経路

出産や授乳で見られる効果に加えて、オキシトシンは、他の多様な状況で重要な役割を担っていることが明らかにされています。これは、オキシトシンが視床下部の神経で産生され、さまざまな経路を通して働くからです。

オキシトシン効果の三つの経路

オキシトシン神経系は下垂体後葉に到達し、ホルモンとして働くオキシトシンは血流へと運ばれます。これらの神経線維は、特定のタイプのオキシトシン産生細胞に起源があります。視索上核、室傍核に由来する巨大ニューロン（大きな細胞）です。他のオキシトシン神経は、脳内の重要な統制領域に到達し、オキシトシンは神経伝達物質として機能します。これらの神経は、室傍核から発生する巨大ニューロンに起源があるか、あるいは室傍核に由来する室傍核ニューロン（小さなニューロン）に起源があります。すなわちオキシトシンは、血流を介したホルモンとして機能したり、脳内のオキシトシン産生神経細胞を介して神経伝達物質として機能したりするのです。神経細胞から直接、脳の他の周辺領域に、あるいは拡散によって「漏れ出る」ことも可能なのです。オキシトシンがこのような広範囲な効用を持っている理由の一つは、オキシトシンが三つの異なるメカニズム、つまり血液を介する場合と、神経を介する場合と、拡散による場合の三つのメカニズムを通して働くためです。

血液を介したオキシトシン効果

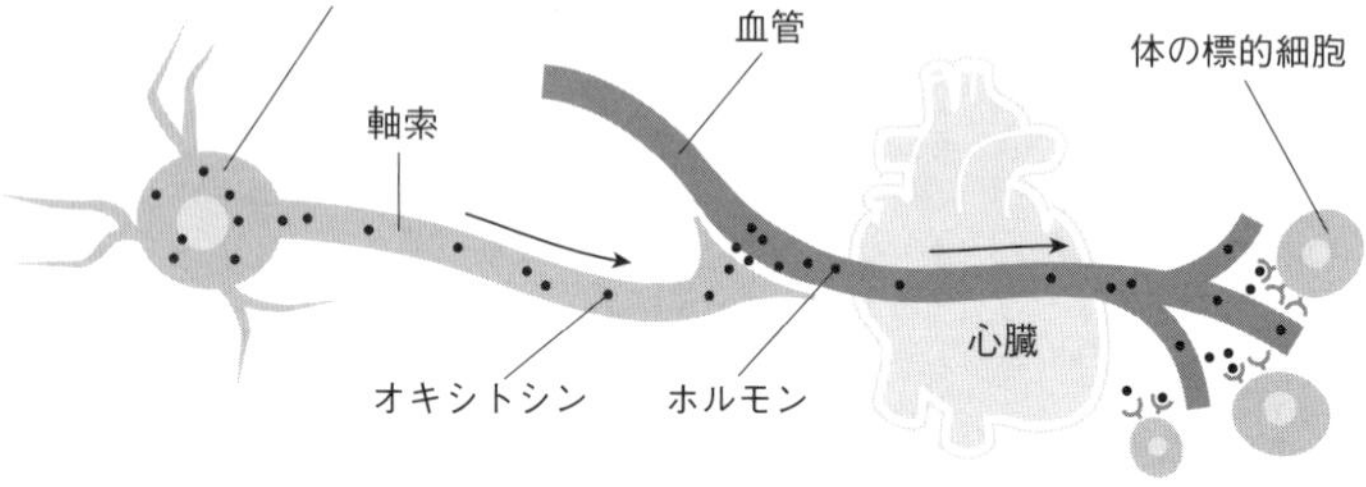

ホルモンとしてのオキシトシンは、血流に運ばれて、標的細胞のところに行き、影響を与える。

血液を介したオキシトシン効果

視床下部の巨大ニューロンで産生されるオキシトシンは、オキシトシン産生神経の長い軸索を介して下垂体後葉に送られます。オキシトシンは下垂体後葉の軸索から毛細血管網へ放出され、血流に渡されます。血中のオキシトシンは、例えば陣痛中の子宮収縮や授乳中の射乳に影響を与えます。血流を介してオキシトシンが効果を発揮するとき、その効果は内分泌効果あるいはホルモン効果と呼ばれています。

神経を介したオキシトシン効果

視床下部の室傍核から出るオキシトシン産生神経の一部は、下垂体後葉には行かずに脳の他の多くの重要な統制領域に到達し、それによりオキシトシンがさまざまな効果を協調させる神経線維のネットワークを形成します。オキシトシンは、脳

神経を介したオキシトシン効果

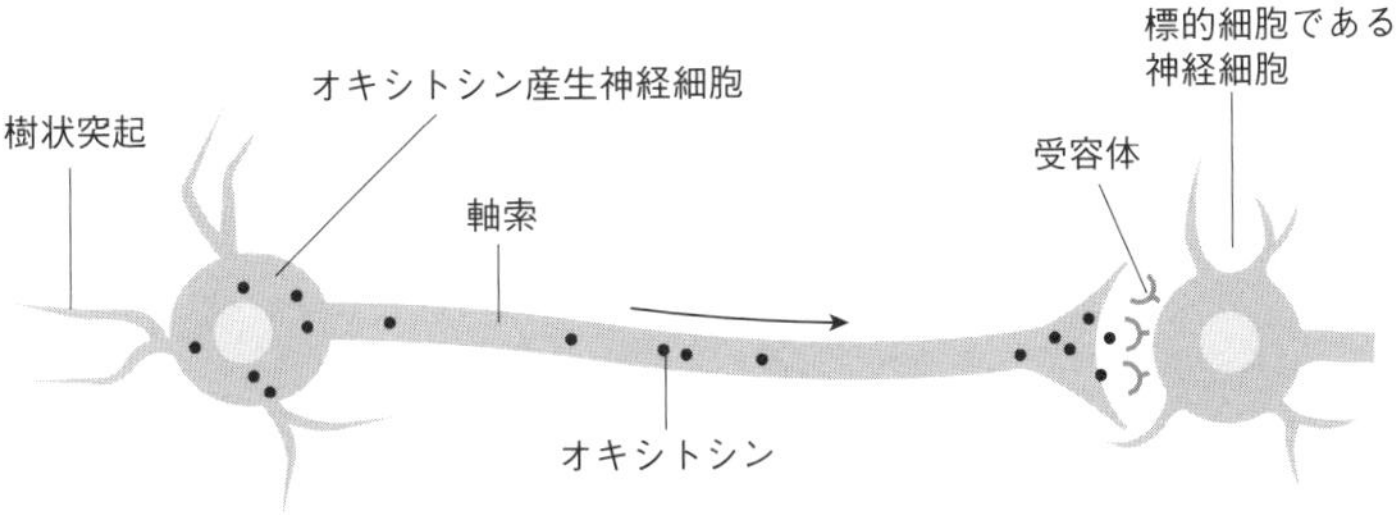

神経伝達物質としてのオキシトシンは、受容体を通して、標的細胞に直接影響を与える。

内のオキシトシン産生神経細胞の神経終末から放出されると、神経伝達物質として働きます。

拡散によるオキシトシン効果

さらに、大量のオキシトシンが、オキシトシン産生神経細胞およびその樹状突起、つまり視索上核と室傍核におけるオキシトシン産生細胞の短い受信突起から直接放出されます。オキシトシンは周辺の組織に拡散するので、そこでのオキシトシン値は非常に高くなりえます。それゆえにオキシトシンは、オキシトシン神経系が到達しなくても他の神経細胞の機能に影響を与えます。オキシトシンはまた、脳内のオキシトシン産生細胞から、かなり遠く離れて運ばれます。ですから、脳から遠い部分にも影響を与えうるのです。このようにオキシトシンが周辺に効果を発揮する場合、その効果はパラクリン効果と呼ばれます。

拡散によるオキシトシン効果

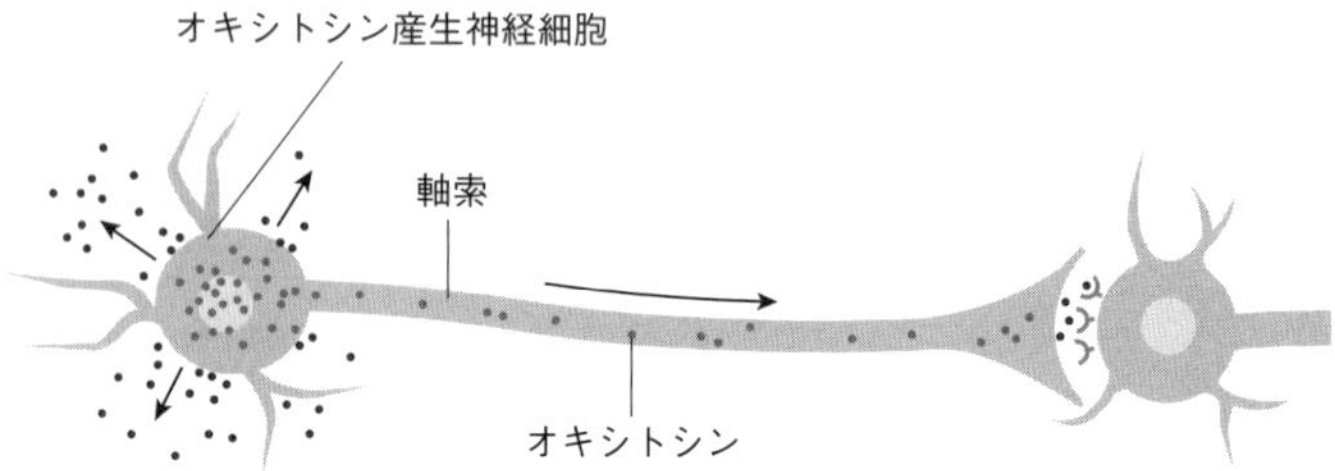

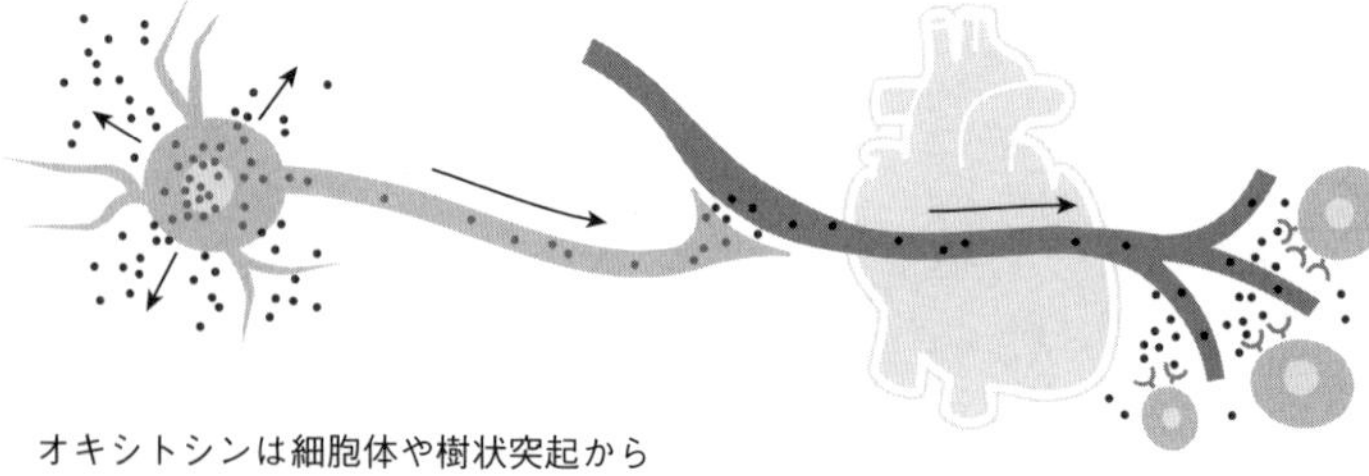

オキシトシンは細胞体や樹状突起から
周辺組織へ直接漏れ出る。

オキシトシン産生細胞は、脳内の他の神経細胞につながる場合も、血流にオキシトシンを送る場合も、強く刺激を受けると神経細胞体と小さな樹状突起を介してオキシトシンを放出する。そうすると、オキシトシンは拡散によって周辺組織に到達できる。

オキシトシンの受容体

オキシトシンが標的臓器に運ばれてきたとき、その効果を発揮するためには、受容体と呼ばれる受容器と結合しなければなりません。子宮収縮に影響を与える受容体構造は知られて久しいですが、このタイプの受容体は他の多くの場所にもあります。脳内にも体の他の部分にもあります。しかしながら、これとは違った特性をもったオキシトシン受容体が存在します。それは、安らぎやリラックス効果をもたらす受容体であったり、あるいはリフレッシュ効果を生み出す受容体だったりです。一部のオキシトシン受容体の機能は、女性ホルモンであるエストロゲンによって向上します。ですから、オキシトシン効果の中には、エストロゲンによって促進され、その結果、女性に強く現れる効果もあるのです。

オキシトシンの効用

オキシトシンは、脳内の神経を介して放出され、他者との関係性の中で現れるさまざまな効果を導きます。全体として、人と人との関わり合いは刺激され、ストレスレベルは軽

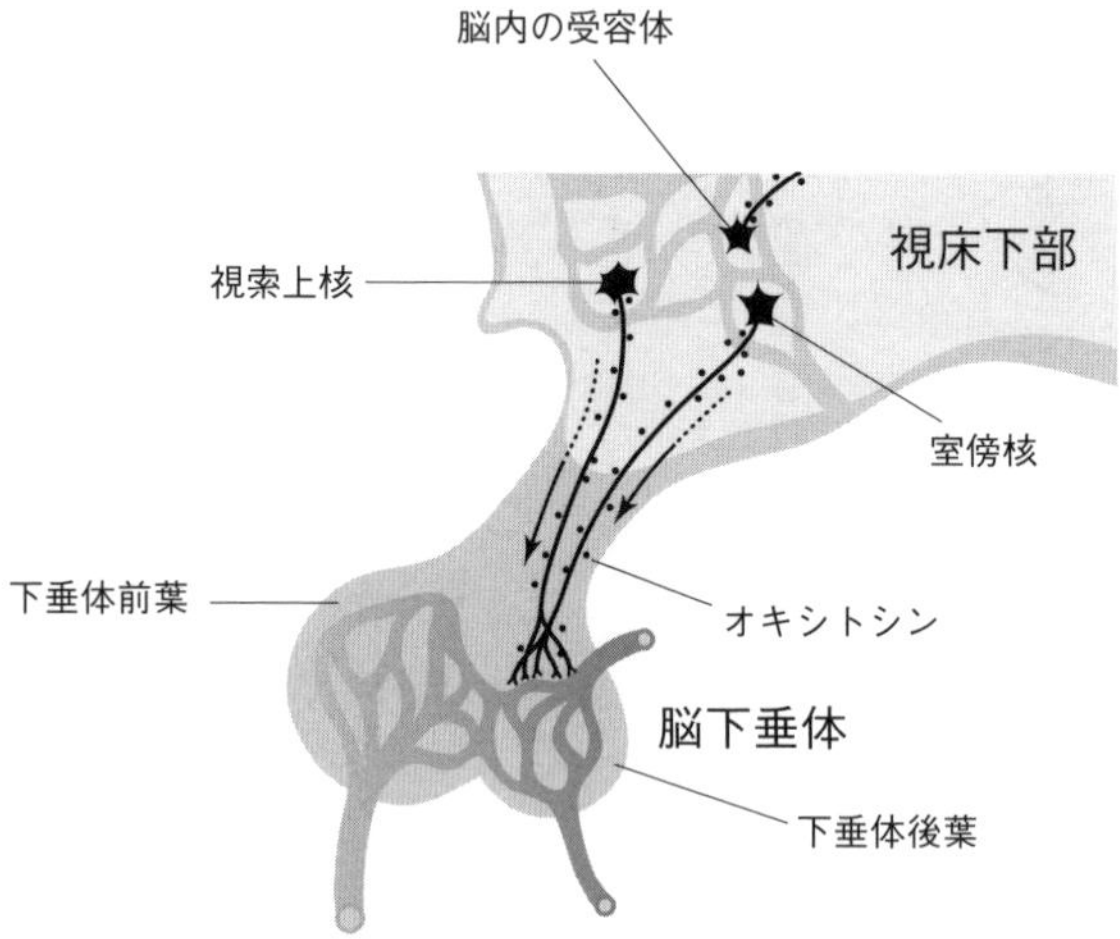

視床下部から出るオキシトシン神経系は、オキシトシンが血流に放出される場所である下垂体後葉に突き出ている。オキシトシンを放出する神経系はまた、脳の他の領域にも突き出ている。そこでは、オキシトシンは他の神経細胞に位置するオキシトシン受容体を介して、脳のさまざまな機能に影響を及ぼしている。

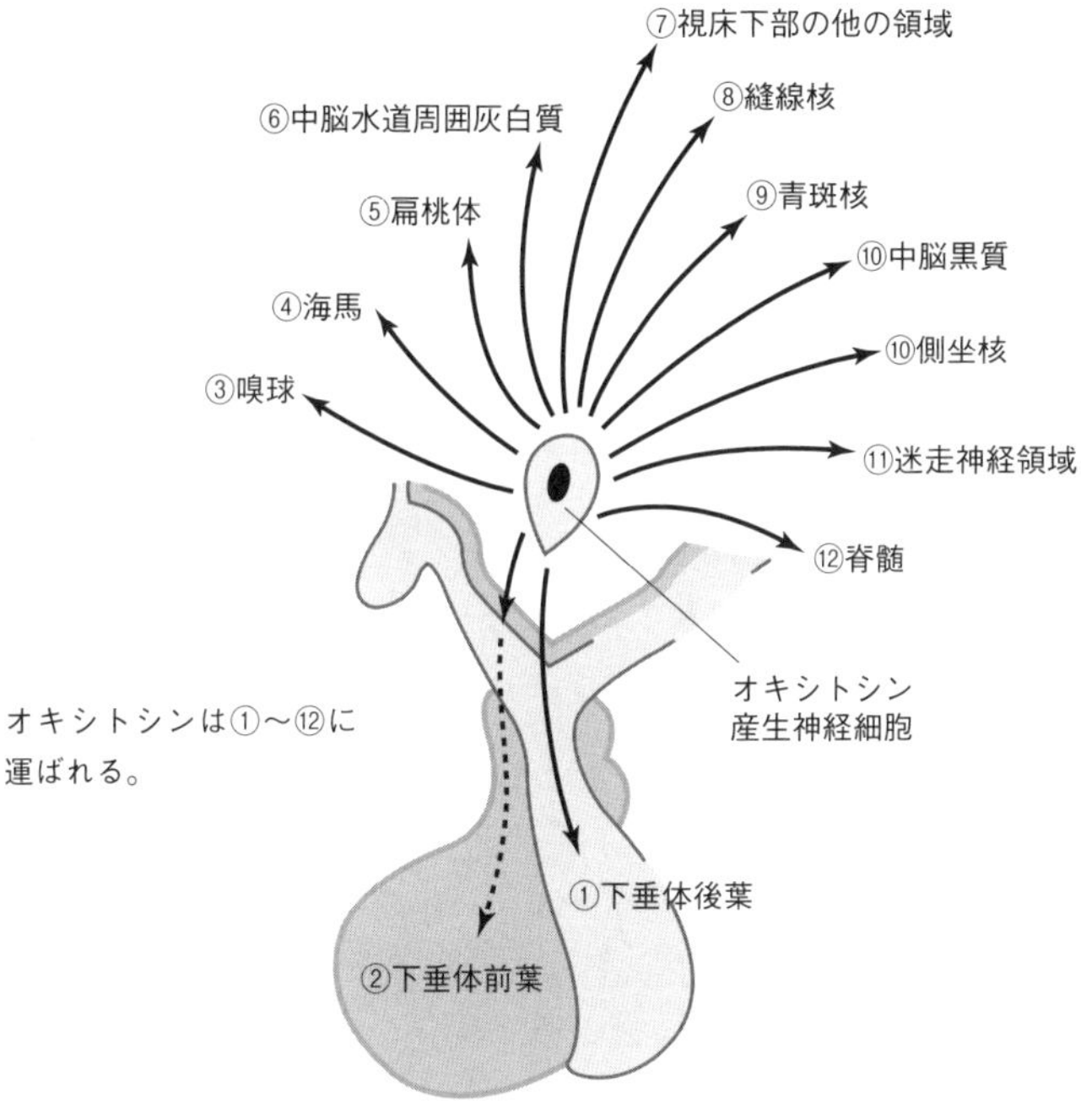

①からホルモン効果が得られるように血流に運び出される。②は成長ホルモンやプロラクチンの放出を刺激しACTHの放出を抑える。③は嗅覚に影響する。④は記憶や学習のセンターであり、HPA軸の調節をする。⑤は恐怖や社会的交流の調整をする。⑥は疼痛や炎症の統制センターである。⑦はストレス、食欲や体液の調節のセンターである。⑧はセロトニンの産生、気分に関連したセンターである。⑨はノルエピネフリンを産生するセンターであり、敏捷性のレベルや攻撃に重要である。⑩はドーパミンを産生するセンターであり、報酬系と同様に集中力や動作に重要である。⑪は副交感神経系の迷走神経線維と交感神経系の機能のスイッチを入れるセンターである。⑫はとくに疼痛の伝達に関与する領域と交感神経系のスイッチを入れる神経線維である。

減され、癒しのプロセスは促進されます。これらの効果については、次章以降でさらに詳しく述べたいと思います。

HPA軸（視床下部―下垂体―副腎系）

オキシトシンがどのように働くかを理解するために、オキシトシンがHPA軸（視床下部―下垂体―副腎系）においてどのように活動を弱めるかについて、より詳しく見ていく必要があるかもしれません。例えばラットにオキシトシンを投与すると、コルチコステロン値が減少します。コルチコステロンは、人では、ストレスホルモンであるコルチゾールに相当します。オキシトシンは、「ちょっとお助け」の原則に基づいて、いくつかの方法でコルチゾール値を減少させます。オキシトシンの力が強くなるのは、さまざまな異なったレベルで作用したり、これらの効果を調整したりすることによってです。

自律神経系

オキシトシンはまた、自律神経系の活動にも影響を及ぼします。これまで見てきたように自律神経系は、交感神経系の部分（主に運動と活動に関連）と副交感神経系の部分（主

HPA軸（視床下部-下垂体-副腎系）

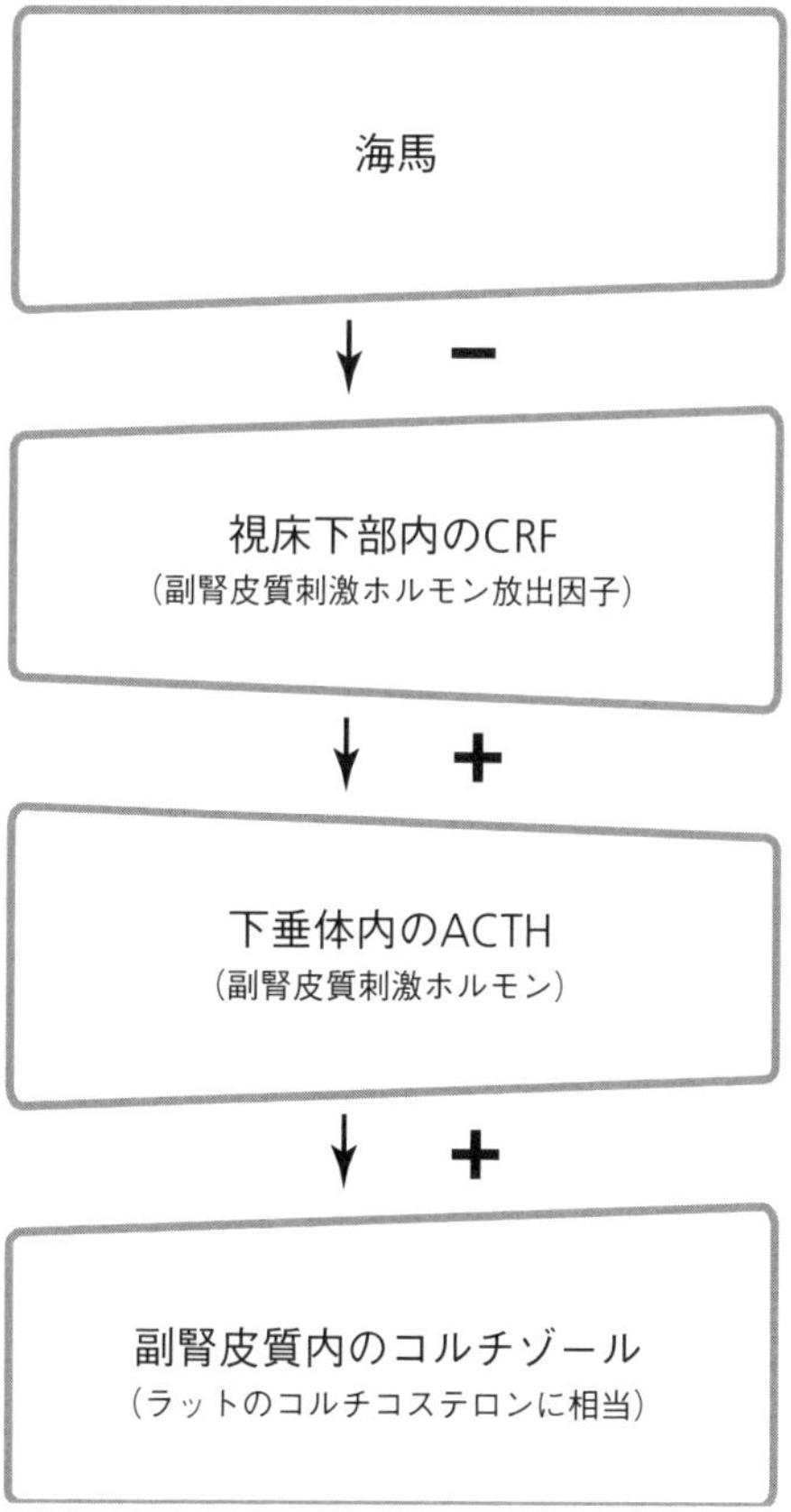

オキシトシンは、HPA軸における活動を弱める。そして、HPA軸のすべての段階に影響を与えながら、コルチゾールの分泌を抑制する。海馬からの指令でCRF放出の抑制が強められる。さらにオキシトシンによってCRFとACTHおよびコルチゾールの放出が視床下部、下垂体および副腎皮質において弱められる。

に栄養の貯蔵、成長と回復に関連）で構成されています。

オキシトシンは、交感神経系の活動を抑制することで血圧を下げ、また副交感神経系の活動を高めることで心拍数を下げます。これらの効果はどちらも、視床下部から脳幹の領域に出ている神経からオキシトシンが放出されるためです。この脳幹とは、自律神経系の活動を調整するもので、自律神経系は、交感神経系と副交感神経系の二つの、いわば「つがいの馬」から成っています。副交感神経系の活動を活発にすることと脳内の応答メカニズムを通して、オキシトシンは成長と癒しの力を促進するのです。

他の伝達系

オキシトシンが、このような広い範囲の効果を持っているもう一つの理由は、オキシトシン受容体自体を活性化することで機能するだけでなく、よく知られている他の伝達系をも作動させるからです。例えば、ドーパミン（運動と報酬系の調節）やセロトニン（気分や満腹感の調節に関与）やアセチルコリン（記憶と学習プロセスと消化管活動の調節に関与）などの伝達系です。オキシトシンは、内因性オピオイド（エンドルフィンやエンケファリン）の機能に影響し、鎮静効果を発揮します。またオキシトシンの抗ストレス効果の中には、脳のノルアドレナリン伝達システムの活動をブロックすることによって発揮されるものがあります。

オキシトシンは、異なる伝達システムからの効果をいろいろパターン化できます。その結果として、オキシトシンは、いろいろなタイプの他者との関わり合いの中で現れる効果の組み合わせを作り出すことができます。

一方で、オキシトシンの放出は他の伝達系の活動によって影響を受けます。ほとんどの神経伝達物質はオキシトシン放出を刺激しますが、反対に内因性オピオイドは、オキシトシンの放出をブロックする効果があります。このようにして効果の連鎖が形成されていきます。

オキシトシンの短期的効果と長期的効果

オキシトシンは、一度の投与で血圧やストレスレベルが数時間下がります。オキシトシンは血中ではほんの数分しか「存続」しませんが、脳内ではおよそ三〇分間は存在しています。しかし、オキシトシンが数回投与された場合、その効果は数週間も持続することがありえます。どうしてこんなことがありうるのでしょうか。

これは、オキシトシンが他の伝達系を活性化するのは短期的であっても、機能に変更をもたらすのは長期的だからです。このようにオキシトシンは、効果面では「影武者」なのです。つまり、オキシトシンはすぐに消えてしまいますが、その効果は残っているのです。その理由は、多くの神経伝達物質が作り出されるからであり、神経伝達物質を結合する受容体の能力が向上するからであり、受容体の数も増加するからです。

反対の効果

奇妙なことに、オキシトシンは逆にストレスに似た効果を持つこともあります。すなわち、一時的に心拍数や血圧やコルチゾールレベルを上げるのです。前述のように、オキシトシンは、常にその効果の連鎖の最終リンクとは限りませんが、さまざまな状況で表出される効果のパターンの、どちらかと言えば協調役です。したがって、オキシトシンの効果は、その状況しだいになります。つまり、どんなタイプの寄り添いでも、脳内のオキシトシン放出を刺激し、血圧を下げることができるということです。

出産中の場合はどうでしょう。オキシトシンは、母親と赤ちゃんが、十分な酸素と栄養素を確実に得られるように、ホルモン効果を介して血圧上昇をもたらします。内外の環境しだいで、オキシトシンの効果の現れ方がちがってきます。安らぎやストレス緩和効果は、馴染みのある静かで安全な環境において、非常に高まります。慣れていない、恐怖感のある環境や、ストレスレベルが陣痛中のように高い場合には、オキシトシンは反対の効果を

心拍数と血圧を下げる

生みます。

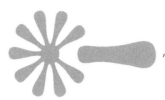

オキシトシンの構造

　実のところ、オキシトシン分子は、異なる効果に関連する別々の「部品」に分けることができます。オキシトシン分子（小さなタンパク質とも言えるペプチド）は、ある一定の方法で結合する九つのアミノ酸で構成されています。通常、六つのアミノ酸は環状構造をとり、さらにこの環状構造から、三つのアミノ酸で出来た一本の「小さな尾」（側鎖）が突き出ています。この形のオキシトシンこそが、ホルモンとして血中を循環しているのです。これは、陣痛中の子宮筋の収縮刺激と、授乳中の射乳のために必要とされるオキシトシンです。

　脳内では環状構造が開かれていることが多く、代わりに新しいタイプのアミノ酸が形成され、これは一列に並んだ八つのアミノ酸と一つのアミノ酸だけで構成されている枝で出来ています。この長いオキシトシン分子は、分解するとずっと小さな部分となり、安らぎ効果のあるものです。

オキシトシンのさまざまな効果、つまり子宮や乳腺の筋肉の収縮、人と人との関わり合いおよび安らぎ、リラックス（抗ストレス）や成長などの効果はすべて一つのオキシトシン分子を母体とし、その分子を構成するいくつかの部分ごとにそれぞれの効果がつながっていると思われます。これらオキシトシンの各部分は、それぞれが同じ受容体には結合しないようです。また、おそらく他にもこのような部分がいくつかあって、特定の効果を発揮し、今までに特定されていないオキシトシン受容体と結合するのでしょう。

バソプレッシンはオキシトシンの兄弟

オキシトシンのアミノ酸のうち二つを交換すると、バソプレッシンと呼ばれる分子になります。バソプレッシンも視床下部で産生され、オキシトシンと同じようにホルモンにもなりますし、脳内の神経伝達物質にもなります。バソプレッシンの三つの主な役割は次のとおりです。一つ目は、尿の産生を減らすことです（わずかに変更されたバソプレッシン分子であるDDAVPがおもらしをする子どもに投与されることがあります。DDAVPは尿の産生を抑制するので、子どもの夜尿症によいのです）。二つ目は、血管周囲の筋肉を収縮させることによって血圧を上げることです。最後に三つ目は、行動に影響を与えることです（動物研究では、バソプレッシンの投与により攻撃性が引き起こされることが示唆されています。バソプレッシンを投与された動物のほうが大きい縄張りを形成し、攻撃性が高まりました。とくにオスにおける個体間のつながりにも影響が見られました）。

オキシトシンとバソプレッシンは長年のパートナー

オキシトシンとバソプレッシンは反対の働きをします。オキシトシンは、人と人との良好な関わり合いを作り出し、安らぎとリラックスの感情を生み、血圧を低下させます。反対に、バソプレッシンは、攻撃的な関わり合いを作り出し、ストレスのレベルを上げ、血圧上昇をもたらします。オキシトシンもバソプレッシンも、特定の状況下でとるべき行動と身体機能を適切化します。ただ、もちろん、調整機能を持つ「コントロール物質」は他にもあります。

オキシトシンとバソプレッシンの化学構造図

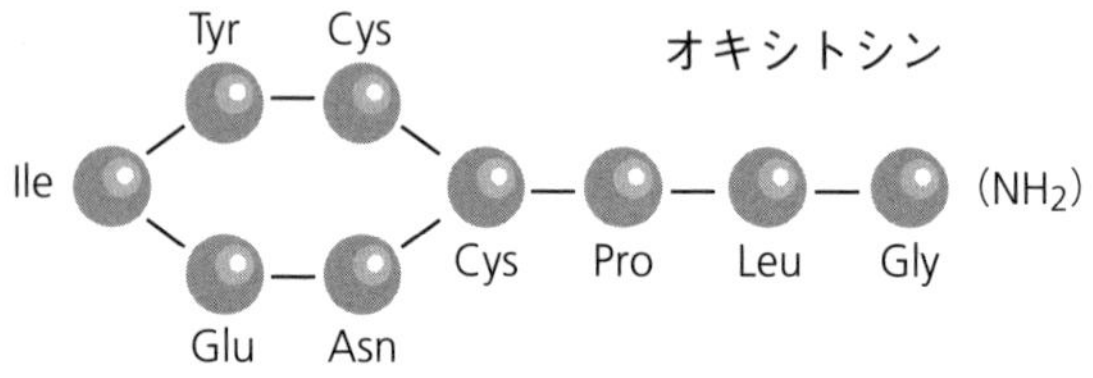

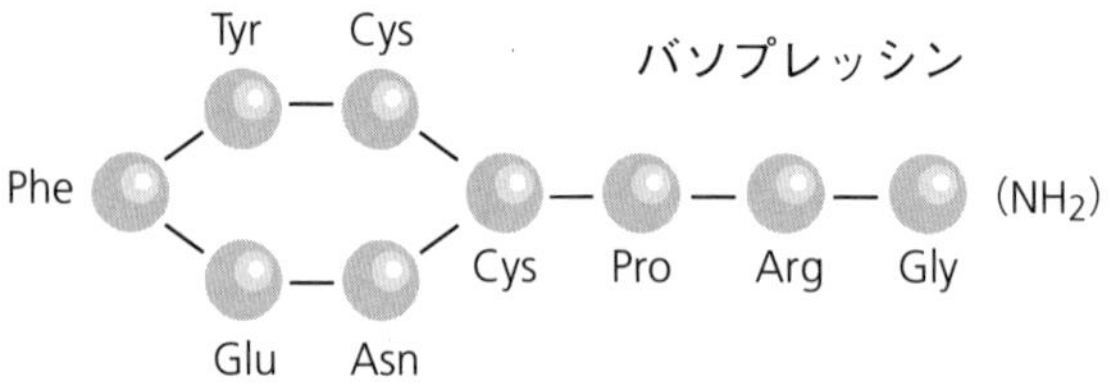

それぞれの球体は、アミノ酸を表している。オキシトシン、バソプレッシンともに9つのアミノ酸で構成され、そのうちの7つは共通のアミノ酸である。この異なる2つのアミノ酸を通して、違った効果を生み出す。

オキシトシンの人間への影響

出産や授乳中に脳内に放出されるオキシトシンは、母親の社会的相互作用の能力を高め、穏やかに落ち着かせ、母親を気持ちよくしてくれます。母親はストレスがなくなり、リラックスし、栄養効率がよくなります。このことについては、次章で述べます。

最近出てきている科学的研究によると、オキシトシンを投与された男性は同じように反応する、ということが示唆されています。これらの研究では、鼻スプレーによってオキシトシンを投与します。鼻スプレーを使用する理由は、鼻と脳とを隔てている頭蓋骨壁が非常に薄いからで、通常オキシトシンのような血流循環物質が脳に入るのを妨げる血液脳関門が脳と鼻の境界付近では非常に弱いからです。したがって、鼻スプレーで投与されたオキシトシンは、簡単に鼻の壁の毛細血管を介して脳内循環に入ることができます。

スイスの研究者であるマーカス・ハインリックスは、オキシトシンをスプレーで投与された男性は、恐怖心が軽減することを知りました。この効果は、例えば、男性に不快な写真を見せたとき、ｆＭＲＩスキャンで脳の様子を観察することで調べられました。これには、不安や危険にさらされたときに活性化される脳の領域である扁桃体の活動が測定されました。通常、参加者が脅迫的な顔を目にすると、扁桃体の活性化が見られます。オキシトシンスプレーを受けた男性のほうは、オキシトシンの代わりに生理食塩水スプレー（プラセボ）を受けた対照群ほど扁桃体の活性化が強くは見られませんでした。オキシトシンスプレーはまた、不快で恐ろしい映画を見た男性の恐怖を和らげ、ストレスホルモンであるコルチゾールのレベルを低下させました。

オキシトシンを与えられた男性は、人とうまく関わる対処力も増幅されました。そして、相手の目をよく見るようになりました。例えば、見ている相手の気持ちがどういうものか、より自信をもって言えるようになったのです。これは、オキシトシンが人とうまく関わり合うことに関連する脳の領域を活性化することを示しています。結果として、オキシトシンを投与された男性は信頼感と寛容さが増したことが明らかになりました。

まとめ

・オキシトシンとは、脳内の視床下部の神経細胞で産生される小さな物質である。
・オキシトシン神経系の中には、下垂体後葉に下るものがあり、そこからオキシトシンが血流に入り、体内に運ばれる。
・オキシトシン神経系はまた、脳内の他の領域に達する。そこには恐怖や人との関係性の調節に関与する司令塔が含まれる。

・さらに、オキシトシン神経系は、幸福感や安らぎや痛みの感受性などの程度、ストレスホルモンや心拍数や血圧のレベル、および消化管の活動に影響を与える脳の領域に達する。

・オキシトシンは、他者とのさまざまな関係性に関連して放出され、他者との関係性の端緒を開き、他者を識別したりその記憶を促したり、肯定的な経験を他者との寄り添いや存在と結びつけたりすることによって、その関係性を永続的なものとする。

・これが可能になるのは、オキシトシン神経系が脳内の非常に多くの領域に到達し、さまざまな効果の組み合わせを生み出せるからである。

・男性を対象としたオキシトシンスプレー投与の効果について研究されており、オキシトシンをラットに投与したときにもたらされた効果と一致しているとの結果が得られた。このことは、オキシトシン効果が私たち哺乳類の遺産の一部であることを示している。つまり、オキシトシン効果は必ずしも意識化されることはなく、私たちの意思の力ではどうすることもできないものなのだ。

第5章 ＊ オキシトシンとアタッチメント

第2章では、アタッチメント理論とボンディングとを説明し、さらに、これらと本書の本題である寄り添いモデルとの関係について説明しました。この章では、ボンディングとアタッチメントの発達に関するオキシトシンの役割について、より深く見ていきましょう。

赤ちゃんの誕生

新たな生命である赤ちゃんがこの世界に生まれてくるのは一種の奇跡です。それでいて、何世代にもわたって同じように繰り返されてきました。どれ一つとして同じ出産はないのですが、出産のあり方そのものは（医学的干渉がない限り）変わりはありません。そして、世界中どこでも、赤ちゃんが生まれると、母親とその赤ちゃんは同じように反応します。多くの親は、生まれたばかりの赤ちゃんがたいへん多くのことができるのを見て驚きます。例えば、赤ちゃんを母親のお腹の上に置くと、胸のところに進み、おっぱいを飲み始めます。そして母親と目を合わそうとします。母親も赤ちゃんの迎え方を心得ています。どうしてなのでしょう。実は、これらの行動は生得的であり、本能の一部であり、子どもが生まれたときに姿を現すに過ぎません。

生まれたばかりの子は両親に寄り添われていると気持ちがよく、また親のほうも同じです。寄り添っていると、親子間の親近感が増し、心が満たされ、穏やかになります。この親子相互の作用は、出産直後、そしておそらく一生涯、親にも子にも影響を与えます。人を信頼できたり、人と関われたり、穏やかに落ち着いていられるための基礎となるからです。

多くの哺乳類が出産に関して類似のパターンを示します。親と子が出産時に示すこの本能的な行動が「哺乳類の遺産」であることは、第1章で説明したとおりです。繰り返しますが、今日までこの本能が残っている理由は、今まで、そして今でも、生存にとって大きな価値を有しているからです。

オキシトシンは母性行動を促す

哺乳類の多くの研究では、オキシトシンが脳に供給されれば、母親の子育てのスイッチが入ることが明らかになっています。もしメスのラットがオキシトシンを受け取ると、母子の相互作用は自分の子だけではなく他のメスの子に対しても増します（ですからこのメスたちは自ら産む必要もないということです）。つまり、脳にオキシトシンが供給されなかった場合よりも、もっと積極的に巣を作り、子を舐め、乳を与え、守ってあげる行動を取ります。この母性行動は、種により表現が異なります。しかし、十分にオキシトシンを受け取ると、ウシ、ヒツジそして類人猿までもが、子の世話をよくし、アタッチメントの形成過程が加速します。

通常、母性行動は出産時と授乳時に放出されるオキシトシンによって刺激されます。しかし、哺乳類の母親がオキシトシンの効果をブロックされると、養育行動がなくなってしまいます。このことはヒツジやウシにおいて、オキシトシン拮抗薬を用いたり、陣痛中のオキシトシン放出に関わる神経をブロックする硬膜外麻酔を用いたりして、すでに実証済みです。この場合、直接的なボンディングの過程も損なわれます。しかしここでも、オキシトシンが投与されると母性行動は戻ってきます。

母子関係におけるオキシトシン効果

オキシトシンは、母子両者の短期的および長期的視点から見て重要であるいろいろな効果を巧妙に活性化し調整することで、母子関係に重要な役割を果たします。哺乳類の種の間には多くの相違がありますが、母性行動へのオキシトシンの貢献に関しては基本的な類似点があります。

オキシトシンが母子の触れ合いを容易にするのは、初めて見る相手を恐れる気持ちを一時的に遠のかせると同時に、社会的相互作用を刺激するからです。これらの効果は、とりわけ、扁桃体と呼ばれる脳の領域で起こります。オキシトシンは嗅覚を高め、母と子はすぐに互いのにおいを知るようになります。このように、学習とにおいの記憶が容易になることによって、母子はすぐに互いを識別するようになるのです。

子育てを楽にするのは、オキシトシンの能力です。この能力によって、さまざまな動きや行動が連携し、行動の「子育てプログラム」を作成します。例えば、脳の報酬システム、とくに側坐核と呼ばれる脳の領域にある内因性オピオイドとドーパミンのスイッチを入れること、およびストレス系（ＨＰＡ軸）と交感神経系の活動が抑制された穏やかでリラックスした状態を生み出すことで、寄り添いは気持ちのよいものになります。この心地よさが、母と子が離れずに一緒にいるように働くのです。なぜなら、互いに寄り添っていなければ、この効果は薄れてしまうからです。

オキシトシンの放出は授乳と寄り添いから

また、子がオキシトシンの影響を受けるのは、授乳中の実際の哺乳を通してでもあります。乳を飲むことで、コレシストキニンのような特定のホルモンが消化管から放出されるからです。コレシストキニンが小腸で放出されると、消化管を脳と結ぶ迷走神経の上行性の神経線維が活性化します。するとこれが脳にオキシトシンを放出させます。乳がとくに脂肪とタンパク質を含む場合は、子を落ち着かせ、子の母親へのアタッチメントを促します。しかし、おっぱいを飲む行為それ自体や母親との触れ合いと寄り添いのすべてが、哺乳類全般にわたって存在する物質であるオキシトシンを介して、幸福感を築き、不安を軽減し、相互作用を刺激し、成長を刺激し、母子間の愛着を促進するのです。

妊娠と出産

ほとんどの母親は、妊娠期間中、すでにお腹にいる赤ちゃんと密接な関係を持っています。赤ちゃんのキックを感じたり、超音波エコーで赤ちゃんを見たことがあれば、なおのことです。そして母親は、妊娠中に身体面でも精神面でも妊娠ホルモンであるエストロゲンとプロゲステロンの影響を受け、生まれ出てくるわが子を歓迎することができるのです。でも、最初の本当の母子の出会いは、赤ちゃんが生まれたときだけに起こります。

オキシトシンの役割

出産中、産婦の血中のオキシトシン量は非常に増大します。これにより子宮収縮が誘発され赤ちゃんが生まれます。オキシトシンの放出は短いパルス状で、だんだんと頻度を増していきます。お産の終わり際には子宮収縮の間隔はわずか二、三分ほどになります。赤ちゃんの頭が子宮頸部を押すと、産道の感覚神経が刺激されます。そして脊髄経由で視床下部にあるオキシトシン産生領域に情報を伝えます。赤ちゃんが押せば押すほど、オキシトシンの放出が増え、そのぶん子宮の収縮が強くなります。オキシトシンは出産時に産婦が適応できるようにも働きます。このため、痛みを減らす脳内のオキシトシン神経も活性化します。オキシトシンはまた、(循環効果を通じて)お産中の血圧を上げるので、母親は子宮収縮時に十分な栄養と酸素を得られ、それは胎盤を介して赤ちゃんにも行き渡ります。

赤ちゃんを迎える

人間の母親も出産により心理的な影響を受けますが、他の哺乳類ほどではありません。新しく母親になった女性を対象に実施した研究によると、出産していない同じ年齢の女性に比べて、穏やかで、他の人との関わりに興味を持っていることが分かります。出産二日後、ほとんどの母親は自分の赤ちゃんの面倒をしっかりと見るようになるので、心理テストや自己評価のアンケートで、出産前に比べ不安や攻撃性が減り、人との関わりに関心が増し、うまく物事がこなせるようになったと自らを評価しています。こうなると変化がある生活よりも平凡な生活を好むようになります。母親がこのように心がまえを子育てに合わせてくるのは、ヒツジやその他の哺乳類に出産やオキシトシン投与によって起こる母性行動の縮小版と言ってよいものです。

第5章

※

オキシトシンとアタッチメント

1 痛みを軽減する

帝王切開と硬膜外麻酔分娩

帝王切開で出産した母親、または分娩で硬膜外麻酔（出産の痛みを軽減するために脊髄に行う局所麻酔）を受けた母親は、オキシトシンが仲立ちするこれらの心理的適応の進展が遅れます。帝王切開で出産した母親は、陣痛が比較的短いか、あるいはおそらくまったくなかったかのどちらかです。そのためオキシトシンの放出がないか、極めて少なくなってしまいます。硬膜外麻酔は、痛みを伝達する脊髄の神経の活動だけではなく、赤ちゃんの頭が子宮頸部を押し付けているときに誘発されるオキシトシンの放出につながる神経の活動をもブロックしてしまいます。したがって、硬膜外麻酔を受ける母親は、出産時のオキシトシンレベルが低くなってしまいます。

赤ちゃんに授乳するようになって初めて、このような母親はオキシトシンに依存した母親らしい適応が発達します。赤ちゃんに母乳を飲ませることでオキシトシンが放出されるので、授乳の繰り返しにより、出産時に起こる強いオキシトシン放出に似た適応が最終的には生まれてきます。

赤ちゃんとの最初の出会い

万事順調にいくと、赤ちゃんがこの世に出てきたとき、母親はわが子との最初の顔合わせの準備が整っています。放出されたオキシトシンが脳に働き、母親は怖がることもなく落ち着いていられます。生まれてきたわが子に関心を抱き、わが子が発する多くの信号に敏感です。肯定的な感情を経験できる能力が高まり、同様に生まれたばかりの赤ちゃんと絆を結ぶ能力が高まっているのです。

スウェーデンでは、出産後の母親（あるいは父親）が胸に新生児を抱き、できるだけ早く親と子が絆を結べるようにしたり、わが子との最初の出会いをできるだけ良好にしたりするのは、今では普通になっています。これは、より原始的で自然なアプローチへの回帰です。出産後に母子を分けるのが普通になったのは、出産が自宅から病院に移ってからのことで、明らかに自宅出産の頃にはなかったことなのです。

赤ちゃんを母親のお腹の上に置くと何が起こるか観察すれば、母子双方の行為や反応パターンが分かります。赤ちゃんは、最初は静かにじっとしていますが、徐々に両の手を自分の口と母親の胸の双方に向かって動かし始めます。そして、乳房に向かって這い、多くの場合、まったく人の手を借りずにおっぱいを吸い始めます。赤ちゃんの意識はとてもはっきりしていて、母親と目を合わせようとしますが、一、二時間ほどすると、疲れてきて、おっぱいを飲めたかどうかにかかわらず寝入ってしまいます。

一方で母親のほうは、わが子をしっかり見て、わが子にしっかり触れ、そして話しかけ始めます。この世で一番いとしくてかわいいわが子への愛情でいっぱいになります。わが子を抱きかかえ、おっぱいをあげ、なんとしても助けになりたいと思うものです。

体温の上昇

私たちの目で見ることができるところを超えて、母と子の間で起こっていることがあります。母親がわが子を見て触れていると、胸の温度が上昇し、脈打ち始めます。この急速な体温上昇は、胸部の皮膚の血管が拡張したことによるもので、おそらくわが子を温めることができるようにするためです。子は母親の温かさに対し、リラックスすることで反応します。結果として子どもの皮膚の血管も拡張し、皮膚温度が上昇します。母親の体温が高ければ高いほど、子の体温も高くなります。これは足に最も顕著に現れ、ピンク色になります。温かくしてあげることは、おっぱいを与えることよりも、普通に赤ちゃんにしてあげられることです。ですから、もちろん父親だって生後間もない新生児にスキンシップすれば、肌の温もりを与えられます。胸から温もりを与える能力と言えば、母鳥を思い出します。胸の羽毛を逆立て血管を広げ、卵を温めるあの様子です。

母親や父親に寄り添っていると赤ちゃんは穏やかで安心し、一人で自分のベッドにいる場合に比べ、泣くことが少なくなります。ピンク色の足と落ち着きの間には関連がありまず。落ち着いている人の足が温かいのは、足の血行がよいからです。一方、人は心配していると、血管が収縮して足が冷たくなります。英語の口語表現で「足が冷たくなる（get cold feet）」と言うと、「おじけづく」の意味になるのは興味深いです。

フェロモン

体温を介して行われるコミュニケーションと並ぶものに、フェロモンがあります。これはとりわけ母と子、父と子の間のボンディングとアタッチメントの発達を加速させます。フェロモンは昆虫や魚類、その他の哺乳類にも存在します。人間の場合、汗、尿、母乳および手と足の皮膚に存在します。フェロモンは、さまざまな性格を持つ小さな分子です。化学的観点からすれば、フェロモンの中には、ストレスホルモンのコルチゾールと性ホルモンのエストロゲンやプロゲステロンやテストステロンなど、いわゆるステロイドホルモンを連想させるものがあります。

フェロモンは、個から個へと空中伝播し、鼻を介して相手方に到達します。鼻の中で、いわゆる鋤鼻器官がフェロモンに反応し、脳の古い領域を活性化します。したがって、フェロモンは潜在意識レベルで私たちに影響を与えることになります。フェロモンが私たち人間に影響を与えるのは、古くからの鋤鼻器官を介してか、または鼻粘膜を介してか、まだ完全には理解されていません。それでも、私たちがだれかに惹かれたり嫌悪を感じたりするとき、または私たちが落ち着いた気持ちになったり不安になったりするとき、それは、だれかが送り出し、私たちの脳にさまざまに影響を及ぼすフェロモンのせいである可能性があります。

ひとめぼれ

出産後の子との寄り添いや子の探索行動のおかげで、親が子を大事に思う気持ちが強まり、面倒を見て、食べ物をあげ、温かくし、守ってあげたいという願望が強まります。互いに近くに寄り添っていたいという欲求や本能は存在するものの、その細かな行動が親と子の出会いで形成されるのは、いろいろな知覚印象を通してです。例えば、触れたり、温かくしたり、なでたり、声を出したり、見つめ合ったりなどを通して、生来の行動がさらに発達するのです。

不安　緊張　攻撃

母親になると、とくにわが子を抱いている場合、通常よりも穏やかで落ち着いています。しかし、ある状況では警戒心が増し、不安と緊張が増します。また母は子をしっかりと守ります。絶えず周囲に目を配り、もし万が一、何か、またはだれかがわが子を脅かすことがあれば、すぐさま子を守ろうとして想像もつかない力を発揮します。

でも母親の不安はあらぬ方向へ向かうこともあります。例えば、家を出ていったり、見知らぬ人に会ったり、車を運転して橋を渡ったり、またはテレビの暴力的な番組を見たりすることがあります。また、だれかがわが子を脅かすならば、母親は非常に力強くなり攻撃的になることがあります。これは、他の哺乳類の母親に見られる「母性攻撃」に匹敵します。

進化上は、これはもちろん、母親のリスク回避なのです。母親自身がまだ脆弱であり、子も一人では何もできないからです。母親はさまざまな危険から自分と子を守る必要があります。この無意識の慎重さと生来の守ろうとする性質のおかげで、太古の昔、人類は多くの子を救ったことでしょう。現在の私たちははるかに保護された世界に住んでいるにもかかわらず、これらの反応は哺乳類の遺産の一部として私たちに残っています。

中には、これらの心配に対する反応が優先的に働く場合もあります。警戒心が強まり、眠れなくなり、不安になり、うつになり、ついには専門家の助けが必要になるのです。もちろん、強い情緒的な絆も、母親が何を優先し何を選択するかに影響します。多くの母親にとって、仕事のキャリアはそれほど重要だとは感じられなくなります。家にいたいという思い、仕事を持つ人生、そして生活に必要な収入、これらのバランスをとることが重要です。しかしながら、これは本書が取り上げる話ではありません。

母乳

母乳を与えているとき、母体では神経インパルスが活性化します。そして、脊髄を介してオキシトシンを産生する視床下部にある視索上核、および室傍核へと伝わります。この刺激は強いので、オキシトシンを産生する諸細胞は、さまざまな個別の細胞としてではなく、一つのユニットとして働き始めます。その後、すべてのオキシトシン産生細胞が同時に活性化し、この活性化が約九〇秒間隔になると、オキシトシンのパルスは下垂体後葉から血流に入り、一回のパルスごとに、乳腺を取り囲んでいる筋肉が収縮し、乳汁排出を引き起こします。

神経を通じて、オキシトシンは下垂体前葉にも達し、そこで乳の生産のための最も重要なホルモンであるプロラクチンの放出を刺激します。同時に、前胸部の血管が拡張して体温が上がります。こうしておっぱいと温もりの両方が赤ちゃんに伝わるのです。

母子の関わり合いと穏やかな落ち着き

母親はその他の影響も受けます。オキシトシンはまた、授乳のたびに脳内で放出されるので、母親はわが子への応答性が増し、子の要求に敏感になり、また穏やかに落ち着きます。授乳中、母体はリラックスしますが、これは血圧が低下し、ストレスホルモンであるコルチゾールのレベルが低下するからです。

同時に、母親の胃と腸の活動は活発になります。最適な方法で消化し、吸収し、栄養を保存できるようになります。授乳中、母親は、穏やかで敏感で子に注意を向けているだけではなく、栄養面ですぐれていることも求められます。というのは、エネルギーを消費すれば必ず同時にエネルギーを補給しなければならないからです。このことは、消化管と栄養貯蔵の活動が活性化していてエネルギーを補給する一方で、エネルギーを消費する筋肉の活動とストレスレベルが減少する場合に生じることとそのものです。

オキシトシンは授乳中に母親の行動に変化をもたらしますが、この変化は、出産時に受けたオキシトシン効果を強化するのに役立ちます。授乳はまた、母親が帝王切開または硬膜外麻酔で出産した場合、脳内オキシトシンの不足をある程度まで補うことができます。

授乳の長期的効果

授乳中のオキシトシン効果には、母乳を与えるたびに母親を落ち着かせリラックスさせることに加えて、もっと長く続く効果があります。ストレス関連のホルモンであるコルチゾールのレベルが授乳と授乳の間で減少し、血圧が低くなるのです。これは、オキシトシンが頻繁に授乳中などに放出されると、オキシトシはまた、他の伝達システムの機能にも影響を与え、結果として長期的に有益な効果を生み出すからです。

心を落ち着かせリラックスさせるオキシトシンの効果は、非常に長い間持続しうるもので、長期間にわたって特定のストレス関連の病気から女性を保護することさえあります。実際、大規模な臨床調査ですでに示されているのですが、母乳育児をした女性は「用量依存」的に、心臓発作、脳卒中、高血圧などの特定の心血管・脳血管疾患から保護されています。つまり、母乳育児をし、その授乳期間が長ければ長いほど、それだけ母親は守られているのです。成人や高齢者で発症する糖尿病である二型糖尿病に対しても、ある程度までは保護されています。これら特定のストレス関連の病気に対しての保護は、母乳育児をした女性に今まで観察されていますが、おそらく授乳中に繰り返し起こるオキシトシン放出によるものです。

スキンシップの役割

出産後に新生児が母親の胸の上に置かれると何が起こるか、さらにはどのように母子が互いに触れ合いを求め、穏やかになりリラックスするのかを先に見ました。これらの効果は母乳育児ほど強力ではありませんが、スキンシップのおかげでオキシトシンシステムが誘発されるために起こります。オキシトシンに媒介される効果のパターンの特定の部分だけが、スキンシップ時に働くのです。オキシトシンの血中濃度を研究すると、哺乳に応答して九〇秒間隔で発生するのは長く続くパルスであって、短いパルスではないのが分かります。オキシトシンはまた、脳内の神経の一部から放出されます。これに助けられ、新生児は気持ちよく、不安を感じず、人との関わり合いを増やし、そしてストレスレベルを下げます。栄養摂取や成長を支える機能も強化されます。

触れ合いと寄り添いは毎回の授乳の重要な一部分です。実は、授乳関連の変化のほとんどは、赤ちゃんが母親と一緒に横になっておっぱいを飲み始める前に、すでに起こっているのです。つまり、母親は穏やかさを増し、心はわが子に開いていています。子への応答性が増し、血圧とコルチゾールのレベルが低下し始め、リラックスしているのです。赤ちゃんのほうもスキンシップの影響を受け、穏やかになり、母親と触れ合いおっぱいを飲みたいという気持ちが高まってきます。でも、おっぱいが出てくるのは赤ちゃんが母親の胸に吸いついたときです。

カンガルーケア

多くの病院は今、早期母子接触の有効性を認めており、赤ちゃんがこのスキンシップから恩恵を受けることを確認し始めています。いわゆる早産児が母親や父親とのスキンシップをしている場合、保育器に閉じ込められている場合よりもよく育つことが分かっています。

カンガルーケアは南米のコロンビアで偶然発見されました。コロンビアには、早産児の世話をするための保育器などの資源がなく、実行可能な解決策を見つける必要があったためです。南米の赤ちゃんは、母親の胸に置いたショールを「巣」に見立てた治療を受けました。これは「カンガルーケア」と呼ばれました。カンガルーの赤ちゃんが母親の育児嚢で休んでいる姿を連想させるからです。

この方法は、今まで多くの国でテストされています。研究者は、保育器で治療を受けた赤ちゃんとカンガルーケアで治療を受けた早産児の発育を比較しました。結果は、両親から温もりと触れ合いを得たカンガルーケアの赤ちゃんのほうが、体重増加が大きく、発達が早く、退院も早くできました。母親の乳の出も、こちらのほうがよかったのでした。

カンガルーケアの活用は広まってきています。そして、早産児のケアにこれを用いると利点があります。父親が治療に参加でき、わが子との関係が刺激され、もっと世話に打ち込めるという利点です。

絆の強化

アメリカの小児科医であるマーシャル・クラウスは、親と乳児期の子との間のスキンシップがどのように親子間の絆強化につながるのかを説明しています。赤ちゃんを保育器に入れられた母親は、産科病棟で赤ちゃんと一緒だった母親とは行動に違いがあったのです。母親になりたてだと、医者が赤ちゃんを診察していると、子をとてもいたわるのが普通なのに、早産児の母親は自分の赤ちゃんを医者に渡したかと思うと、部屋の片隅にある椅子へ行き腰を下ろしてしまうのです。そのような様子を、クラウス医師はよく目にしました。このような母親は、通常の母親と同程度には子との絆が出来ていないし、母性行動も発達していない、というのがクラウス医師の結論です。

早期の寄り添いは母親に効果あり

クラウス医師は、これらの母親の「常軌を逸した」行動は赤ちゃんと一緒にいなかったためだ、と感じていました。したがって、母親と赤ちゃんの関係の発達に着眼した研究を行ったのです。出産時に互いに引き離された母親と赤ちゃんの相互作用と、出産時に赤ちゃんと早期接触をしていた母親とを比較したのです。これで分かったことは、母親が赤ちゃんとの早期接触を許されていた場合のほうが、母子間のボンディングとアタッチメントの発達は早く、母乳もよく出た、ということでした。たとえ触れ合いが数時間しか続かなかったとしても、出産後の早期接触のプラス効果は、数週間、数か月、ひょっとすると何年も後になっても出てくることがあるのです。

クラウス医師の研究結果は、他の研究者によっても確認されています。それによると、母親と赤ちゃんが出産直後に（できれば肌と肌をくっつけ合って）寄り添っていた場合のほうが、母親は赤ちゃんへの気配りが多くなり、赤ちゃんの要求を理解するのに困りません。さらに、赤ちゃんと目を合わせることがずっと多くなり、赤ちゃんにピッタリの母親らしい言葉づかいで話しかけます。一般的に、親は自分の子のほうが他人の子よりかわいいと思うものですが、出産直後に自分の赤ちゃんとの緊密な触れ合いを持っていた場合にはとくにそうです。まとめると、これらすべてが示していることは、早期の寄り添いが母親と赤ちゃんの間に強い絆を形成する、ということです。赤ちゃんはまた、母親に対して積極的に働きかけるようになり、赤ちゃん自身も自分が望むものが分かりやすくなります。

スウェーデンや他の多くの国で、出産時やその後の数日間、父親が立ち会うことが増えています。父親はこの間、赤ちゃんと肌を触れ合わせることがよくあります。この結果はどうなるでしょう。いくつかの研究で示されているのは、現代の父親は変わった、ということです。父親は家族に対して優しく思いやりがあり、仕事よりも家族を大事にする傾向が強まっています。研究の中には、家にいて子どもたちの面倒を見る父親は、子どもとの寄り添いやスキンシップが多くなり、男性ホルモンのテストステロンがこの時期低レベルになることを示すものもあります。

早期の寄り添いは子どもにも効果あり

出産後に直接母親と寄り添った子は、生後一年の時点で、母親と引き離された子よりも

第5章

❋

オキシトシンとアタッチメント

穏やかで落ち着いていますし、またストレスにもうまく対処します。母子ともに互いを理解し合って、互いにコミュニケーションをとるのが上手です。これは、まさに早期のスキンシップが母子間のつながりを強化することを示すものです。多少なりとも身に着けている衣服があると絶縁体として機能し、早期の寄り添い効果を打ち消してしまうほどです。

すでに述べたように、他者と意思疎通し、絆を作り、穏やかに落ち着ける能力は、生まれたばかりの早い時期の短い寄り添いで活性化されうるのです。しかし、母と子、父と子の間のこの緊密な寄り添いは、生後間もない頃だけに重要なのではなく、長期の永続的な影響力を持ちます。もちろん、後になっても良好な関係を築くことは可能ですが、それには長い時間がかかります。しかし、生後間もない時期に、だれでも活かすことのできる「一瞬のチャンス」があるのです。これを活かせば、すばやく肯定的なつながりを確立することができます。これは、その後非常に長きにわたって、人とうまく関わったり、ストレスにうまく対処したりする力に影響を及ぼすので、活かさない手はありません。

現時点では、早期の寄り添いの効果が、生後一年を超えた子でも見られたという調査はありません。しかし、出生時とその後間もない時期にたくさん寄り添うことで、母親がわが子を放棄するリスクが減少することは知られています。このことは、ロシアとタイの両方の研究で実証済みです。また、子どもを虐待する傾向も弱まるようです。多くの研究が、早期分離はよくないことを示しています。つまり、見捨てられたり、人生のあまりにも早い時期に自分の愛する人を失ったりした子どもたちは、その後うまくやっていけない、ということです。このような子どもたちは身体上の健康に問題を抱える恐れがあります。例えば発育障害や感染症の問題です。また、人間関係に問題が生じたり、不安や抑うつ関連の障害に苦しむリスクが高まったりすることを示す研究も多くあります。これらの結果をまとめると、幼いときに愛する人と寄り添うことは、大人になってからの不安や抑うつ、そして人との関わり上の問題から守ってくれること、また身体的健康をも促進してくれることが分かります。

オキシトシン効果は長期的

出産時とその直後の時期に関わるオキシトシン効果がその後長く続くという事実は、おそらくオキシトシンの放出が他のどんな時期よりも、この時点でのほうが強力であるためです。これまでに言われているのは、オキシトシン放出の繰り返しが他の伝達システムの機能に影響を与えることによって長期的な効果を生み出す、ということです。おそらく、陣痛時のわずかな時間に放出される膨大な量のオキシトシンが、これよりも長期にわたって繰り返し放出される際に見られるのと同じようなパターンを築くのです。妊娠ホルモンであるエストロゲンとプロゲステロンの異常に高いレベルもまた、高いコルチゾールレベルを含む高いストレスレベルとともに、オキシトシン効果を非常に強力にするうえで重要です。

さらに、学習を容易にする脳内の他の多くのシステムが、この期間中に活発さを増します。出産直後の寄り添いには、子どもに長期的に影響を与える格別の能力があると言えそうです。ある特定の遺伝子の活性化、または不活性化が人間にも起こりうるのです（第2章参照。マイケル・ミーニーが、生後早い段階で多くの寄り添いを受け大事に育てられた赤ちゃんラットのエピジェネティクスのメカニズムを記述）。

オキシトシン効果は「皮膚満腹」から

本書で紹介している寄り添いモデルによると、ハリー・ハーローが指摘しているように、肌が寄り添いを渇望してお腹を減らしている「皮膚空腹」の状態があります。いわゆる、スキンハンガーです。しかし、スキンハンガーが脳から受ける規制や、スキンハンガーそのものについて、私たちはどれほど知っているでしょうか。実際は、ほとんど知りません。このスキンハンガーに関して明確な生理的定義がまだないからです。しかし、このスキンハンガーのような根源的必要性は、食物摂取の必要性と同じように、視床下部で一部制御されます。

母親と赤ちゃんを例に取り上げ、寄り添いがどのように人との関わりを促し、不安を減らし、幸福感や穏やかさを作り上げるかを、私たちは見てきました。寄り添いは、ストレスレベルおよび血圧を下げ、栄養の取り込み効率を高めます。そして、寄り添いがこれらの効果を生み出すのは、触れ合いと温もり、そしてタッチが皮膚の感覚神経を活性化するからだ、ということを示しました。また、脳内のオキシトシン放出が、寄り添いによって得られる効果のパターンと皮膚からの感覚神経の刺激とに関して、いかに重要な調整機能を持っているかも説明しました。最後に、私たちは寄り添いが生んだり皮膚神経の刺激が生んだりする効果が、オキシトシン投与によってどのように生み出されるのかを見ました。

まとめれば、スキンハンガーを満たすのは、オキシトシンの放出が作り出す穏やかな落ち着きとリラックス効果であり、この際のオキシトシン放出は温もり、触れ合い、およびタッチによって皮膚の神経が刺激されたときに誘発される、ということです。

オキシトシンによる安定型アタッチメント

おそらく親にたくさん寄り添ってもらった子どもは、そうでない子どもに比べ、触れ合いによって誘発される脳内のオキシトシン効果をより効率的に「学んだり記憶にとどめたり」して、オキシトシンシステム内の活動をさらに高めたりするのではないでしょうか。そうであれば、この効果はさらなる生理学的な観点から見ることができます。前に述べたように、繰り返されたオキシトシン投与は、他の伝達システム内の機能の刺激を介して、程度の差こそあれ長期的な影響をもたらします。母親や父親との良好な触れ合いを多く受ける子では、オキシトシンシステム活性化の繰り返しがあります。結果として、社会的な能力および平静心を制御する伝達システムは、社会的能力の増大およびストレス反応の減少に向けて、オキシトシン放出によって調整されるのかもしれません。

実は、出産直後とその後数時間に早期接触を介して親密な寄り添いのあった子どものほうが、密接な触れ合いがなかった子どもに比べて、一歳になった時点で母親との関わり合いがずっとよく、落ち着いていました。これは、この期間中に触れ合いが誘発した効果が「学習か記憶、あるいは条件づけ」を促進または強化したからだと説明できましょう。または、これらの効果は、特定の遺伝子のオン／オフを切り替えることによって長く続くものになるという証明もできるでしょう。

離れていても安心

子どもというものは、つまるところ、親を幸せや安らぎと結びつけるものだ、と想像できます。子どもが親に密接に触れ合っていると、温もりや抱きしめ、タッチから、肌、とくに胸の部分の感覚神経が刺激を受けます。これによりオキシトシンが放出され、子どもは気持ちよくなり穏やかになります。

感覚神経が刺激されると同時に、穏やかな落ち着きとリラックス効果が誘発され、多くの感覚が同時に働いているので、子どもは親のことがよく見えていますし、よく聞こえています。最終的には、子どもは物理的に親の近くにいる必要はなくなります。子どもが気持ちよくなり、穏やかに安らげるには、親を見たり聞いたりするだけで十分になるのです。親が見えていたり聞こえていたりすると、オキシトシンの放出や感覚刺激が引き金となる効果が生まれるからです。これは一種のパブロフの条件づけです。同様の反応は親にも誘発され、近くに自分の子どもがいることで満足と安心を感じます。このように、条件づけは親子双方に働きます。

発達の次の段階では、親は子と同じ部屋にいる必要はありません。子には記憶、すなわち頭の中に保存している内なる親の姿があるからです。穏やかに落ち着くには、母親や父親のことを考えるだけで十分です。年長の子どもでは、とくに少し心配を感じたとき、スキンハンガーが再び現れてきます。この時点では、内なる親の姿から得られる純粋な精神的効果では十分でなく、子がこの恐怖を克服するためには、皮膚からの感覚神経活性化によって内なる母親像を強化する必要があります。ですから、そういう子は母親や父親の膝の上で丸まったり、抱っこしてもらったりすることになります。

うまくすると、早期の寄り添いから習得した落ち着きは一生続きます。さらにこの落ち着きは発達して、どこでも見られるようになり、安全で信頼できそうな人がいれば、その人たちによっても誘発されるようになります。この穏やかさと安らぎのシステムを起動させた相手は、いつまでも目の前に存在する必要はありません。そのイメージは、学習済みの人物像として記憶にあり、のちのちの安心感や精神機能面で決定的に重要です。

オキシトシンはアタッチメントの発達において中心的な役割を担っているという見解を裏づける研究があります。それによると、子どものオキシトシンレベルが安定型アタッチメントと正の相関をなしている、ということが示されています。年長の子どもの場合でも、オキシトシンレベルは、どれほどアタッチメントスタイルが安定しているかを示しています。オキシトシン、母親との良好な関係、および安定型アタッチメントとの三者間の関連性を示すさらなる証拠が、ルーマニアの研究に見られます。そこで分かったことは、児童養護施設で育った一部の子どもたちは、幼いときに十分な寄り添いを経験せずにいると、後になって自分たちの好きな人に会ってもオキシトシンを放出できませんでした。これは、幼い頃に大人と通常の寄り添いを経験した子どもたちとは対照的でした。

母親とボウルビーのアタッチメント説明モデル

オキシトシンは、母子間の絆を他の哺乳動物と同じように築きます。つまり、一緒にいると気持ちよさと穏やかさを感じるということです。お母さんになったばかりの母親がわが子から離れると、不安に陥りがちです。この気持ちもオキシトシンに結びつけられます。これは、哺乳類では、子どものところにすぐに戻れ、と母親に命じる信号です。オキシトシンが、このように母と子が「一緒にくっつき合っている」のに一役買うのは、母子は一緒にいると心配と緊張が消えるからです。

ボウルビーのアタッチメント理論と本書で説明した寄り添いモデルの主な違いは、ボウルビーは、子から母親をどう捉えるかの視点であって、母親が子どもを養育することを別の母性行動として関連づけたことです。しかし寄り添いを必要とするのは、子どもだけではありません。親のほうも必要としているのです。先ほど述べたように、母親もまた、子との寄り添いからよい影響を受けるのです。嬉しさと満足と穏やかさを感じるのです。このような観点からすれば、母親の母性行動というものは、出産時に放出の準備が出来ているオキシトシンによって活性化され、さらに出産直後の寄り添い、およびその後の授乳と寄り添いが生み出すオキシトシンによって増幅されるのです。母親のスキンハンガーは、オキシトシンを介して空腹を満たします。その一方で、母子が離ればなれでいると、母親はどうしても辛くなり不安を感じます。母と子は互いを映し合う鏡なのです。

宗教とボンディング

幼い子が大人になると、徐々に母親や他の大人との関係が発達します。このことの重要な側面は、その子が不安がらずに、母親や父親、さらに重要な他の人たちに対して信頼を表せることです。初め、子どもは穏やかな落ち着きと安心を感じるために体の触れ合いを必要としますが、そのうちそれは、親が同じ部屋にいて安全システムを誘発してくれるだけで十分になります。最終的には、子は親を「内在化」してしまうものです。言い換えれば、親は子の頭の中に絶えず存在し、子はたとえ親が離れていても穏やかで不安がらずにいられるのです。過渡期には、例えば小さくてかわいいふさふさのクマのぬいぐるみがあれば、母との絆が目に浮かび気持ちよく感じ続けられるのです。子どもはその後、安心な人物を増やしていきます。祖父母だったり、保育所や学校の先生だったりです。しかし、これらすべての人たちには、常に存在するわけではないという制限があります。

ある人たちにとってキリスト教などの宗教は、この問題に別の解決策を提供してくれます。つまり、たとえ神が部屋にいなくても、神は常に天国に存在しているというわけです。お祈りの言葉にあるように、神は子どもを愛してくださいます。そして、神は子どもを見て抱きかかえてくださいます。ちょうど母親が初めにわが子を抱きかかえるのと同じです。これはまるで賛美歌と祈りが子どもたちに手を貸し、もう一人のアタッチメント像を加えてくれるかのようです。というのは、神は常に存在するお方だからです。おそらく常に部屋においでとはいきませんが、天にはおいでです。

ここで言っていることが、親愛なる父母やその他の愛する人のことではないとしたら、いったいだれのことを言っているのでしょう。実際のところ、神が内なる存在である以上、神とは想像するほかありません。祈りと賛美歌の中のみことばのおかげで、天にいらっしゃる神の存在がはっきりします。ですから、毎晩聖書を読み、賛美歌を定期的に歌うことで、神との関係を生きたものにしておけます。

神との関係を生きたものにしておくと、その人自身の穏やかさと安心感が増します。これは、愛と穏やかさと安心感を表す象徴的なみことばの直接効果の一面であり、また間接的な理由としては、常に子どものことを考え、子どもを見ては抱きかかえてくださる心優しい神の姿が鮮明になるからです。さらに、神は地上にわが家をお持ちです。教会です。そして、天にましますす心優しき神の絵がそこかしこにあります。これが助けとなり、私た

第5章

＊

オキシトシンとアタッチメント

ちは神の姿をより鮮明にし、神が創造する、抱擁された、不安のない感情を強めます。祈りはまた、神との一種の会話でもあります。子どもに優しい神は、よき親代わりです。あるいはひょっとすると、おじいちゃんに近い存在かもしれません。

私たちの安全システムを拡大する必要性は一生涯続きます。このシステムを必要とするのは子どもだけではありません。心優しい神との個人的な関係を持っている大人にとって、これは生きていくうえで、よい気持ちと経験の源でありえましょう。絶えずだれかの手をしっかり握っているようなものでしょう。なぜなら、そのだれかが自分のことを常に見て、聞いて、そして温め抱いてくれるからです。また祈りと賛美歌のおかげで、リラックスでき瞑想的な気持ちになれるかもしれません。もちろんこれは、健康的で健全なことです。

僧侶や修道女は、極端なオキシトシンの世界に住んでいると言ってもよいでしょう。神との関係は一日を通して中心にあります。定期的に行われるミサと賛美歌により、神との関係が保たれ、この関係がもたらす前向きな気持ちが維持されます。ミサとミサの間隔や祈りと祈りの間隔に規則性があり、その間隔が短いということは、オキシトシンシステムが常に実行されているということになります。

第6章 ＊ オキシトシンの大人への働き

オキシトシンの非常に重要な効果は、異なる種類の社会的な対話型の行動を刺激できることです。そして、これまでにどのようにオキシトシンが、哺乳類の母親の子育て、子との関わりを促進するかを見てきました。この章では、オキシトシンが大人の生活の中で人と人との関わり合いをどのように促進するのかを見てみましょう。

プラス効果

オキシトシンは、今まで見てきたとおり、不安や恐怖を軽減する能力を持っています。ですから、オキシトシンの投与は、見知らぬ人や不慣れな人に出会ったときに誘発される恐怖心を和らげる可能性があります。同時に、社会的行動が部分的に刺激されます。これは、一つには、他の個人と相互に関わり合う傾向が、さまざまなコミュニケーション行動を誘発するオキシトシンのおかげで強まるからです。

学習と関連づけ

オキシトシンはまた、学習を促進し、さらに記憶したことを素早く思い出せるようにすることで、ある個人が他の個人を識別する能力も高めます。この効果はラットの実験で実証されています。ラットが不慣れなラットと初めて出会う前にオキシトシンを投与されていると、このラットは相手を恐れません。その後また出会っても恐れることはありません。これは、一度出会った相手の特徴ばかりでなく、最初の出会いで生じたオキシトシン投与による鎮静効果が記憶され、相手のラットと関連づけられるからです。

交感神経系と副交感神経系の働き

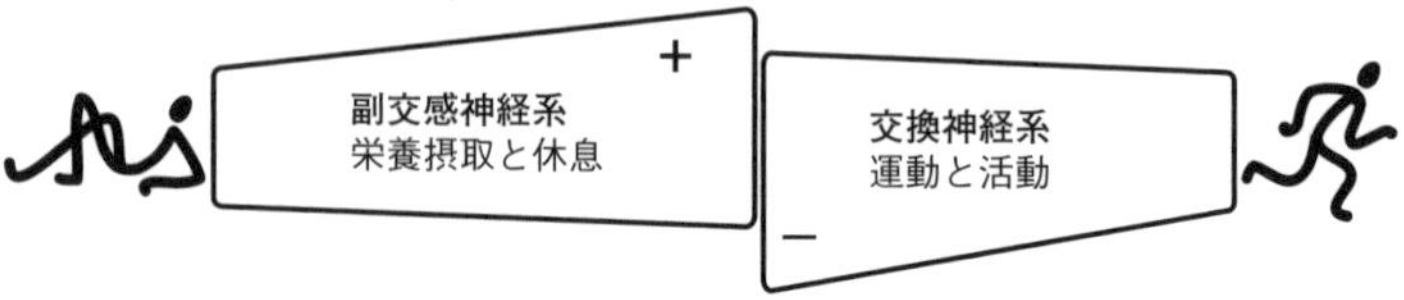

オキシトシンは、原則として副交感神経系の働きを強め、交感神経系の働きを弱める。

見返り　穏やかさ　安らぎ

オキシトシンは、快適として知覚される効果を多く生み出すことができます。脳の報酬系の活動が刺激され、内因性オピオイドとドーパミンの放出の増加を介して幸福感が築かれます。痛みの経験も緩和されます。よい気分と結びつきのあるセロトニンの産生が増加し、ＨＰＡ軸の活動が低下するため、ストレスホルモンであるコルチゾールの産生が減少するのです。高血圧などストレスの他の症状は、交感神経系の活動が弱まることで抑制されます。そして、副交感神経系の活動が強まるため、心拍数が下がります。

これらの変化はすべて、肯定的なもの、あるいは楽しいものとして経験される可能性が高いです。これらの効果は、別の個体との関わり（母子間の寄り添い、交尾の際の感覚刺激、あるいは群れのにおい信号かもしれません）に関連してオキシトシンが放出されることで引き起こされうるので、互いに関わり合う経験がプラスになるのです。人は相手と寄り添い合っていると、プラスの効果は生き続けます。しかし、その人と別々にされたり置いてきぼりにされたりすると、このプラスの効果が薄れてしまいます。再びよい気分になるためには、その相手と再会する必要があります。例えば、母親の場合は子との再会であり、つがいの場合は連れ合いか、または群れの中の他の仲間との再会です。このように、オキシトシンは、個々が一緒にいることを保証してくれます。

哺乳類に見られる関わり合い

アメリカのトーマス・インセルとスー・カーターの研究から、つがいのハタネズミ間のボンディングまたはアタッチメントが、オキシトシンによりどのように育まれるのかが分かっています。通常、メスのハタネズミとオスのハタネズミの間の強いつながりは、交尾するときにオキシトシンが放出されることで生まれます（オスの場合はバソプレッシンも重要な役割を果たします）。このときに二匹の絆は結ばれます。しかし、もしまだつがいの関係にないメスとオスのハタネズミに、互いを目の前にした状態でオキシトシンを投与すると、交尾を必要とせずにその相手との絆が出来てしまうのです。

この「無意識」の生涯にわたる伴侶選びには理由があります。つまり、自然に交尾をしてオキシトシンの効果を得たつがいであろうが、人為的にオキシトシンを投与され生涯の伴侶を得たつがいであろうが、共通の理由があるのです。オキシトシンの影響を受けた個体のほうが、簡単に相手を識別でき、相手を恐れることが少なくなります。加えて、オキシトシンの影響下にあるハタネズミは脳の報酬系が活性化されます。つまり、ドーパミンとエンドルフィンなどの物質は、オキシトシンによって放出され、このせいで相手のネズミが好ましく見えるようになるのです。

最後に、オキシトシンによって活性化される穏やかな安らぎ効果が効力を発揮し始めると、ハタネズミたちは穏やかで落ち着いたリラックス状態になります。全体的に見れば、自らが識別でき、かつ、すでによい経験と結びついている相手を好み続けます。注意していただきたいのは、つがいの場合にオキシトシンが生み出す効果の「基本的なパターン」は、母と子の関係に見られるオキシトシンの効果のパターンと同じだ、ということです。

ただ、オスのハタネズミでは、オキシトシンの兄弟のバソプレッシンが、メスとのつながりを深める際、オキシトシンとともに重要な役割を果たしているようなのです。今までに分かっていることは、バソプレッシン受容体には二種類あるということで、一つは長くもう一つは短いタイプです。長いタイプは忠実さと関連し、短いタイプは交尾の際の相手かまわずの無差別さと関連しているようです。そして一方はつがい生活をしているオスに存在し、もう片方はハーレムのようなグループ生活をしているオスに存在しています。

バソプレッシン受容体が二種類あるということに加えて、脳内のオキシトシンとバソプレッシン受容体の位置は、つがい生活のハタネズミとグループ生活のハタネズミとでは異なっています。普段はつがいとしては生きずにハーレムのようなグループで生きているネズミたちの間に絆が出来るということは、通常ありえません。しかし、一方のネズミからもう一方のネズミに遺伝情報が伝達される手法を用いれば、この二種類のネズミの振る舞いを変えることが可能です。

セックスとオキシトシン

ほとんどの人にとっては、恋に落ち、一緒に落ち着きたいパートナーが見つかると、それまでの家族は重要度が下がります。触れ合いや寄り添いの必要性は、子どもが成人に達すると低下するものの、性的な関係が出来ればまた戻ってきて、新たな夫婦間のコミュニケーションの非常に重要な要素になります。出産と授乳の次に、セックスはオキシトシン放出の最も強力な引き金です。触れたりキスしたりの行為だけではなく、性交そのものの感覚刺激も、男性と女性の両方で高いオキシトシン放出につながります。

性行為中の男女のオキシトシンレベルを測定した研究があり、それによると、オキシトシンレベルは上昇し、オーガズムの時点で最大に達することが分かっています。オキシトシンは、このような状況で多くの働きをする可能性があります。効果の一つは、男女ともオーガズムに関与している筋肉が収縮することです。また、他の研究から得られた結果によれば、卵子の輸送と受精はオキシトシンレベルが高いときに容易になるようです。

オキシトシンは、ドーパミンと内因性オピオイドの放出を誘発するので、それはまた、性交とオーガズムに関連して経験される健康で幸せな気持ちにも寄与しうるのです。穏やかさと安らぎ、そして最愛の人への信頼は、同様にオキシトシンと結びつくものです。ラットがオキシトシンの効果をブロックする物質を投与されると、交尾したときに続く穏やかさが完全に消えてなくなることが最近分かっています。愛し合う二者の間に出来る強い絆は、またもやオキシトシンにたどり着くのです。

もちろん、私たちが恋に落ちてのぼせ上がっているときに、体に大混乱が巻き起こっているのはオキシトシンだけのせいではありません。アンフェタミンに似た物質が、熱愛期間中に脳内で生成されることを示す研究があります。また、セロトニンのレベルは、愛し合っている二人では低下することが示されています。おそらく、本当によい感じでいるためには、互いに寄り添っている必要があることを示しているのでしょう。セロトニンのレベルが低いのは、通常、飢餓と攻撃性に関係していますが、この場合は愛する人を欲する飢餓、つまり「スキンハンガー」です。

性的関心は、だれかに心を奪われている女性で強まることがよくあります。これは、性的関心を駆り立てる男性ホルモンであるテストステロンが増加することと関連していま す。しかし、男性では真逆なのです。男性のテストステロンのレベルは低下し、これは愛する人に寄り添う気持ちの増大に寄与することもありえますし、あるいは愛する人に寄り添う気持ちによって引き起こされることもありえます。

触れ合いと寄り添いはテストステロンのレベルを下げることに大きな役割を果たしうるのですが、これは、テストステロンのレベルは子どもと一緒に家にいる父親の場合でも低下する、という事実がよく物語っています。親と子の触れ合いと同じように、愛し合っている夫婦でも体が触れ合うと気持ちよくなります。官能的な魅力として、飢えた肌は夫婦間の愛を「復活」させます。こうして、互いの肌はいわば「充電済み」になります。

愛する人同士が互いに近くに寄り添っていると、よい感じがし、穏やかでリラックスします。しかし離れていると、この幸福感と穏やかさは消え、再び互いを見たくなります。時が経つにつれて、これらの心地のよい穏やか効果は、相手と結びついていきます。たとえその人が頭の中だけで存在している場合でもです。これは親や子どもに見られるのとまったく同じです。互いに寄り添っていないと耐えられなくなるのです。

愛し合う男女と親子の共通点

生後の親と子の早期接触と愛し合う二人の性交との間には大きな類似点があります。どちらの状況でも、双方は、比較的型にはまったやり方で寄り添います。授乳は、セックスに似ていて、触れ合い、温もり、タッチおよびにおいのようなさまざまな感覚刺激が含まれています。愛し合う二人の間でなされる会話は、母子間と似て、ささやき声のことが多いです。双方にとって、この状況は、健康で穏やかでリラックスして嬉しい幸せな気持ちと結びついています。

母乳育児をする母親は、オキシトシンの放出が強くなるので恍惚の境地を経験することがあります。同様に、セックス中も意識レベルが低下することがあります。どちらの場合も、その後眠ってしまうことがあります。

母と子も、愛し合っている夫婦も、そして気に入っている者同士もみな、互いに会ったり互いのことを考えるとき、幸せと満足を感じるものです。ｆＭＲＩ（機能的磁気共鳴画像法）の使用で、脳のどの部分が強い肯定的な感情と関連して、脳のどの部分がオキシトシンと結びついているのかを示せます。例えば、母親がわが子の写真を見たときや、愛し合っている夫婦が互いの写真を見たとき、脳がどのように活性化しているかが分かります。

もし恋人同士が、オキシトシンレベルが高いときに寄り添うことを許されると、母親が生まれたばかりの赤ちゃんと出会ったときと同じことが起こります。脳の報酬系が刺激され、互いにオキシトシンの影響を強く受けます。ですから、相手も同様に穏やかでリラックスした不安のない状態になります。そして、母親が他人の赤ちゃんよりも自分の赤ちゃんのほうがかわいくて素晴らしいと思うのと同じように、恋人同士も、互いを申し分ないと感じるのです。

寄り添いは生涯の伴侶を生む

互いに寄り添っている人々は、その間の「境界線」が部分的になくなることがあります。これは、親と子のことを考えれば当たり前のことです。なぜなら、親が境界線を越えて、子どもを守るための行動をとらなければならないのは明白だからです。でもこれが大人のことだと、ばかげて見えるかもしれません。

それにもかかわらず、基本的にメカニズムは同じです。なぜなら、オキシトシンの強い影響により他の人の感情や欲望に反応する能力が高まるからです。双方にはまた、互いを模倣する傾向もあります。ですから、この人たちは、互いの表情や感情をミラーリングします。これは動きの同期やある程度の思考の同期にもつながります。例えば、長く連れ添っていたり同棲していたりすると、相手が何も言わなくても何を考えているか分かるようになります。また、互いの考えが読めることもよくあります。二人でずっと一緒にいた人が、時として互いに似てくることがあります。同じような姿勢や表情をするため、心の友と呼ばれるようになります。

何年も前、ある主要な国際会議で、私は研究仲間の一人と結婚した女性に出会いました。二人がとても愛し合っている夫婦であることは明らかでした。妻のほうは研究者ではないので、研究活動などしたことがなかったのですが、夫の研究を「自分たちの研究」と呼んだのです。この妻の頭の中では、夫婦はともに仕事をしていたのです。当時、私は変なことを言う人だなと思いましたが、今は違います。見方がまったく変わりました。あのときの彼女は、自分も夫も一心同体だ、とはっきり感じていたのです。

恋人同士が離れると

相手の心象がきちんと確立されないうちは、一瞬にして幸福感と穏やかな落ち着きはどこかへ去ってしまうものです。ですから、離ればなれになるとどうなるのでしょうか。それは、親子の場合とまったく同じです。最愛の人がそばにいなくなってしばらくすると、気持ちよさがどこかに行ってしまいます。少し不安になり神経質になり始めます。「彼女はどこにいるんだろう?」「なぜ彼は電話をくれないの?」「ひょっとして彼女はだれか他の人と会っているのだろうか?」しだいに、明るかった世界に暗雲が垂れ込めます。

これはどういうことでしょうか。すでに親子関係に関連して説明したボンディングやアタッチメントの逆です。つまり、置き去りや不安そして警戒心に関わる部分です。アタッチメントのポイントは、二人が一緒にいる必要性です。しかし、二人は目に見えない拠り所によってただ結ばれているだけなので、離ればなれになると親と子が不安になるのと同じように、恋愛中の二人も不安になり、一緒にいないと深い絶望や心配を感じてしまいます。付き合い始めの頃、心の中の像がはっきりせず、互いの信頼がまだない頃はとくにそうです。

女性のほうが離れていることのマイナス面に敏感で、気持ちはまだありながらもそれほどには熟していない関係のとき、苦しむ女性が多いという研究もあります。素晴らしい夜の後には、置き去りや深い絶望や不安の日々が続きます。この現象は会って別れるたびに起こり、関係がもっと永久的なものにならない限りは消えないものです。このような現象は、人間関係の根底に潜在する、互いに結びつこうとする力の現れと言ってよいでしょう。つまり、私たちがどれほど文明化し、どれほど賢明になったとしても、私たち哺乳類の受け継ぐ遺産による支配、すなわちオキシトシンの支配から逃れることはできないのです。

これらの原始的な不安には対処のしようがないということです。

愛とボンディングはときとして両立せず

ボンディングやアタッチメントが持つ側面として、先に述べた目に見えない哺乳類としての遺産を念頭に置けば、理解しがたく思える経験や観察も部分的ですが説明がつきます。人と人との関わり合いの中で結び合っている糸にはさまざまな形があり、常に互いの糸がともに並んでいるわけではありません。愛は薄れることもあれば、カップルの一人が関心をなくしてしまうことだってあります。時として、脅しや暴力をうかがわせることがあるかもしれませんが、それでも夫婦は一緒にいます。部外者には、なぜ二人が別れないのか分かりませんし、置き去りにされたり虐待されたりしても、なぜ二人の関係が崩れないのかも分かりそうにありません。

人が難しい関係やまたは最終的に危険な関係にとどまることを選ぶ理由はさまざまでしょう。経済的な問題もあれば、住宅の問題もあるでしょう。そして子どもたちの親権などの問題もあるでしょう。しかしそれでも別れずにいる理由は、たとえ愛がもはや消え失せ、関係を終わらせたほうがよいだろうとしても、互いに安心を求める深い必要性が生き残り別れないでいる、ということかもしれません。

すでに身についているこのような不安対処法は、二人のつながりがそれぞれの非常に深いところにあるので、そう簡単には消せないのです。逆説的に言えば、もう好きではない人から別れることのほうが、かえって不安であり苦しくも感じるのでしょう。このようなとき、一人になった時間は安堵する時間でもありますが、理由の分からない不安や心配に心が支配される時間でもあります。この時期、目に見えない糸が二人を元に戻そうとして、仲直りやよりの戻りが一時的に起きるかもしれません。そしてこれは何度も何度も繰り返されます。目に見えないわだかまりが解けるには長い時間がかかるのです。

強い絆は心変わりに打ち勝つ

恋人同士のつながりは非常に強いものです。これは、とりわけベッドで愛し合っている最中にオキシトシンが大量に放出されるからですが、キスや愛撫のためでもあります。私たち人間がまだ生まれたての昔、集団を離ればなれにしないようにする絆もまた信じがたいほど強かったのです。集団から離れることはおそらく非常に困難だったことでしょう。集団から離れるには、恋愛中の男女の絆のような、さらに強い絆が必要だったことでしょう。私たちはそんなに長く生きられるわけではないので、若くしてパートナーを見つけ、子を授かることが重要でした。おそらくこういう理由で、男女間の絆は若い頃に築かれると、とりわけ強くなるのでしょう。

今日の私たちは、必ずしもこのような生涯にわたる関わり合いの中で生きているわけではありません。離婚する人も多く、生涯を通していろいろと違った関係を持つ人も多いです。でも、後になって最初に好きになった人とよりを戻す人も意外に多いものです。こういう関係は多くの場合たいへん良好で、よりを戻した二人は長年幸せに暮らします。これには何か、若い頃に持った関係に特別なことがあるように思えます。

電話での寄り添い

好き合っている二人は、よく見つめ合い、互いに優しく楽しい声で話します。また、笑顔をよく見せ合います。これは、母子の関係でも、愛し合っている夫婦でも起こります。だからといって、愛し合っている二人が、常に同じ部屋にいて自分の気持ちを表す必要はありません。電話があります。その場合、語る言葉とその口調が愛のメッセージをやり取りすることになりますが、これもまたよいものです。オキシトシンのおかげで、私たちの顔は親しみやすく、魅力的になります。でもそれだけではありません。声も私たちの気持ちを表すからです。

語りかける言葉は感情を表し、受話器の向こうにいる相手は、こちらの「語りかけ」を聴き、それに優しく応じます。相手方が「間接的に存在する」のは、両者が互いの姿を心の内に描き出すからです。ある人の存在は、このように、まったく別の場所にいる相手方の心の中に描き出される姿に置き換えられます。こうして、人との関わり合いの中で、電話は長期にわたって非常に重要になる場合もあります。

電話がなかった頃、手紙が離ればなれになっているカップルを結びつける働きを果たしていました。ただし直に顔を突き合わせたり、電話で話したりするほどには直接的ではありません。ただ、書いた言葉のほうが後に残るので、手紙であれば何度も何度も読み返しができました。

今日、インターネットは人との関わり合いにとって重要な道具になっています。お見合いがネット越しに行われるようですし、友人や恋人同士の長期の付き合いもまたそのようです。この場合、相手の顔や声あるいは手書きの文書とは違い、「相手方」を心の中に描きながら気持ちを分かり合うのは簡単ではありませんし、もちろん深刻な誤解につながる可能性もあります。

オキシトシンと友情

すでに見たように、オキシトシンには、出産や授乳中に見られる古典的な効果とは別のさまざまな効果があります。これらの効果は、神経からのオキシトシンの放出を介して脳内で起こります。ただし、オキシトシンはまた、他の方法でも脳内の重要な統制領域に到達します。さらに、オキシトシンは他の伝達システムを活性化することで機能します。この伝達システムは以下のプロセスの端緒となります。

・恐怖を減らす
・社会的行動を刺激する
・「コミュニケーションシグナル」の解釈を容易にする（例えば嗅覚、聴覚および視覚によって）
・他者の識別とボンディングを容易にする
・幸福感を築く
・穏やかな落ち着きと信頼感を生み出す
・痛みを軽減する

・ストレスホルモンの放出を低減する
・心拍数と血圧を下げる
・栄養摂取、成長および癒しの力を活性化する

もっと大きな視点からオキシトシンの介在効果を見ることができます。皮膚が危険で不快なものに触れると、刺激の種類に応じて、闘争・逃走応答または安らぎ・結びつき応答を引き起こす可能性があります。これと同じように、聴覚や視覚のような他の感覚を介して感じたことは、そのことから受ける心の印象に応じて異なった応答パターンを引き起こすことがあります。さらに、外部の経験から「取り込む」ことで私たちの心の中の記憶として作られた心の中の像もまた、前述のような応答を引き起こします。内的または外的な経験が安全で温もりもあり感動的だと理解される場合、例えば、今までに会ったことのない人と会ってもオキシトシンが出て、前述のようなオキシトシン効果が生まれ、関わりがうまくいき、怖さが減り、不安レベルが下がり、リラックス感や穏やかな落ち着きや信頼感が出てきます。これらの効果の媒介は、扁桃体と海馬の複合体を介して伝達され、環境が危険か安全か、さらに快適か魅力的かなどを、私たちの意識に上らないところで判断します。

オキシトシンが大脳皮質の前頭葉からの影響を減少させることによって、私たちは、環

境からの刺激に対し敏感性と応答性を増します。また、取り巻く環境に温もりがあり、感動的で、支えになると判断されると、穏やかでリラックスした効果が身体的にも精神的にも生まれます。

温もりと友情

出産、授乳、あるいは性的関係がなければ、温もりや支えが生み出すプラス効果を得られないわけではありません。実際には、これらのプラスの効果の発現は、積極的で楽観的で親しく応じ合うすべての人々に見られます。違いは、この場合、触れ合いや温もり、あるいは触れ合いよりももっと間接的な形、つまりだれかが目にしてくれ、耳を傾けてくれ、支えになってくれているというような経験を通じて起こるということです。

アメリカの研究者キャシー・ライトによると、オキシトシンは互いに寄り添い触れ合っている大人の人々に放出される、ということが明らかになっています。このときのオキシトシン放出は、授乳中やセックス中に比べ少ないのですが、深いつながりがある人と会ったときには、楽しくくつろぎで応じ合うだけで十分なのです。温かい気持ちには、心身両面で穏やかさとリラックス感を伴います。

オキシトシンは人間関係の刺激剤

fMRIの技術により、男性に鼻スプレーを介してオキシトシンを投与すると、脳の社会的相互作用に関与するいくつかの異なる部分に影響がある、ということが示されています。これが示唆することは、オキシトシンの投与により、恐怖が減少し、社会的能力が向上するということです。これは脳内の多くの異なる領域でオキシトシンが働くことによるもので、社会的相互作用に寄与する効果のパターンを生み出すことになります。この結果、他の人たちの気持ちを解する能力が高まります。その際、他の人たちに対して行動が友好的で寛大になり、さらには世界の見方がもっと肯定的にさえなります。このようにして、好循環が出来上がります。

また別の研究では、男性たちに人の目の周りを撮った写真を見せ、そこに写っている人物の表情がどんなものか尋ねました。写真に写っている目には、さまざまな感情が表れていました。怒りもあれば驚きもあり、はては恋に夢中になっているものまでありました。オキシトシン鼻スプレーを受けていた男性たちのほうが、生理食塩水の鼻スプレーを受けた対照群と比べ、写真に写っている人の心の状態を評価する際に的確である頻度が高かったのです。同様の研究が、他の人との接触に困難がある自閉症の特性を持つ男性のグループで行われました。これらの男性たちの場合も、画像から得る感情解釈度の向上が見られました。

さらに別の調査で判明したことは、血中に投与されたオキシトシンが社会的スキルにプラスに作用した、ということです。ここでは、被験者グループは自閉症の特性を持つ男性で構成されていましたが、さまざまな声に表れる感情を解釈できました。被験者たちは、話している相手が怒っているのか、友好的なのか、またはおびえているのかの判断を求められたのですが、数時間オキシトシン点滴を受けた場合のほうが、声の感情を言い当てるのにすぐれていました。しかもこの効果は実験後数週間にわたって続きました。なお、男性に与えられたオキシトシンの量は、女性が出産時に陣痛促進として投与されるのと同じレベルの量でした。

他者の認識や感情解釈に困難を抱えている人は、たいていオキシトシンのレベルが低いか、あるいはオキシトシン受容体の感度が低いためにオキシトシンに対応する能力が低下しているのです。前述の研究結果はすべて、オキシトシンは人間の社会的能力に重要であるということを示したものです。

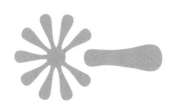

優しく心の広い人たちというのは、私たち自身のオキシトシンのレベルを高めてくれ、結果的に双方向性を増し、穏やかに落ち着かせ、信頼感を増してくれる人たちです。オキシトシンにより、私たちは知らず知らずのうちに人を疑わなくなりますが、それは、これらの社会的反応が私たちの哺乳類の遺産に属し、そのため私たちの感知しないところで起こるからなのです。

群れの生活

哺乳類の子どもが成長し、母親のもとを離れるとき、別のタイプの関係に入ります。哺乳類は、大小の群れで生活することもあれば、つがいだけで生活することもあります。ただし後者はまれで、すべての哺乳類のわずかに五パーセントくらいです。大きな群れで暮らそうが、つがいで暮らそうが、オキシトシンはその群れまたはつがいの結束した個々の関わり合いに重要な役割を担うようです。オキシトシンは、他の伝達システムの効果を引き起こし、調整を行うことによって、これらのさまざまな効果を発揮します。根本的には、これはオキシトシンが母子の関係で発揮する効果のパターンに似ています。

群れに守られずに、一人ぼっちでいることは危険です。母親からはぐれた生まれたての子のようなものです。したがって、進化の過程で、結束を可能にするためにさまざまな身体面および行動面での適応が進みました。群れが一緒にまとまっているための前提条件の一つは、個々が互いを識別できる、ということです。また、他者の感情の状態を読むことができ、それに応じて行動できる必要があります。

イギリスの研究者バリー・ケヴァーンの指摘によると、識別およびソーシャルスキルに関連している脳のある特定の領域は、群れで住んでいる哺乳類でとくによく発達している、とのことです。脳のこれらの部分の大きさと群れの中の個体数との間に相関関係さえ存在するとのことです。

脳の報酬系の活性化

しかし、群れが一つであるためには、群れの中の個々が互いを識別し、他の者たちの気持ちが分かるだけでは不十分ですし、互いを恐れないだけでも十分ではないのです。母と子を結びつけたり、大人のカップルを結びつけたりするメカニズムはまた、反応の強さはそれほど顕著ではありませんが、大きな集団では目に見えない接着剤として機能します。

サルが互いに毛づくろいをする際、モルヒネ様物質が放出されることを示す研究結果がありますす。このようなグルーミングは、双方が互いに良好な状態を築き上げるので、群れを一つにしておくすべなのです。この効果は、触れ合いと脳の報酬系を刺激するオキシトシンの能力に関連しています。さらに、ストレスレベルがグルーミングにより低下します。これは、それぞれが一緒にいたいという願いに一役買っています。

穏やかさと結びつきの効果は、必ずしも寄り添いによって仲介される必要はありません。視覚や聴覚も実は貢献しているからです。また、グループや群れの別のメンバーとの間の信号は、フェロモンによって仲介されます。フェロモンは、私たちが以前見てきたように、ある個体から別の個体に移動し、次に嗅覚器官と鋤鼻器官（フェロモンとして働くにおいの受容に関係する器官）の働きを介して、受信する個体に影響を与える浮遊物質です。

ラットもウシも社会性が高まる

オキシトシン投与は、群れの中にいる個体の社会的行動に影響します。たとえ群れの中に入れられても、オキシトシンを投与された場合だと、互いに争うことが少なくなります。また、緊密に寄り添わすと、周りの者（時として自分自身）をグルーミングすることがあります。

孤立しているラットにオキシトシンを投与すると、あるテストでは、ラットが少し大胆になるという結果が出ています。例えば、ケージの真ん中のほうへ冒険するのです。これは、危ないことなので通常はしません。恐れの減少は、社会的な行動の増加につながりますし、少なくともそのための前提条件です。おびえたラットや「内気」なラットは、群れのリーダーになるために戦うつもりがない限り、他のラットに近づくことはありません。

恐れの減少と社会的行動の増加は、扁桃体の中のオキシトシンによって引き起こされます。扁桃体とは、不安や社会的相互作用の制御のために非常に重要な脳の領域です。扁桃体のオキシトシンまたはオキシトシン受容体を欠いているラットやマウスは、自分の種を識別できないために、仲間と交流できる能力を喪失してしまいます。ある意味では、これらのラットは「自閉症」になります。

一連のラットの実験で得られたことは、一匹のラットがオキシトシンの投与を受けるとそのラット自体が穏やかになり、他との関わりを求めるようになるだけではなく、すぐ近くにいる周りのラットも同じように振る舞うようになる、ということです。しかも直に触れ合わずにです。これはおそらく、高オキシトシンレベルにあるラットはフェロモンを分泌するからでしょう。そして、フェロモンを受け取ったラットは、嗅覚器官に影響を与える浮遊物質を介して穏やかに落ち着き、他との関わり合いに積極的になります。これはラットの鼻粘膜が麻酔されている場合には消える効果です。フェロモンにさらされたラットはまた、ストレスが減り、痛みの影響を受けにくくなります。

臭気信号が他のラットに生み出す効果は、オキシトシンに関連づけられる典型的な効果です。事実、フェロモンは受け手のラットのオキシトシン放出を高めます。このように、一種のオキシトシンレベルの同期が集団内で発生します。これにより、全体としての集団は穏やかに落ち着き、個々のラットが非攻撃的なやり方で互いに関わり合いを持つようになります。ラットたちは、おそらくとてもよい気持ちになっています。

ちょうど母子が互いの触れ合いを通して、良好な状態と穏やかさを築くように、このプロセスは嗅覚信号を送り出すことでラットの集団内に起こります。しかし、フェロモンを受け取ったラットは、嗅覚信号が存在する集団から離れずにいる必要があります。なぜなら、においの影響を受けたラットが集団から離れると、そのラットからはオキシトシンのよい効果である幸福感と平穏感がともに弱まるからです。もう一度よい感じになるためには元の集団に戻る必要があるのです。このように、集団の結束は互いを識別することと合わせて、嗅覚信号がグループの他の仲間のオキシトシンシステムを働かすことによって成り立ちます。ただ、集団内のラットが仲間同士では優しいのですが、他の集団のラットに対しては必ずしもそうではないことを指摘することも重要です。見慣れない別集団のラットは怪しまれ襲われる可能性が高くなるということです。

鎮静効果の広がりが加速されるのは、高いオキシトシンレベルのラットが魅力的であるためです。高いオキシトシンレベルのラットは他のラットを引き付けるので、受け手はオキシトシンでいっぱいのラットが発する嗅覚信号によって容易に影響されるようになり、このためグループの結束はさらに増強するのです。生じたグループ内の結びつきは、当然ながら母親と赤ちゃんの間や夫婦間ほどには密ではなく、疎な状態で、多くの個体に向けられています。ちょうど多くのガス風船を束ねたときの一本一本の糸であるかのように結びついています。

酪農の経験を持つ人は、乳牛が出産を間近に控えると牛舎が非常に穏やかに落ち着くことをよく知っています。他のウシたちはのどかに横たわって反芻し、全体が穏やかで安らいでいます。これは、おそらくオキシトシンレベルが非常に高い出産中のウシが、なだめ効果のあるにおいを大量に出し、他のウシたちのオキシトシンの放出に影響を与えているからでしょう。

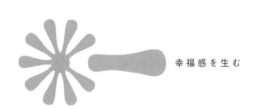

ホモ・サピエンスの祖先たち

昔々、私たちホモ・サピエンスの祖先たちは、おそらく五〇人ないし六〇人の集団で住んでいました。彼らはアフリカの地を歩き回り、小動物を狩り、木々や地面に育ったものを食べて生活していました。祖先たちはまだ農耕を知らなかったので、絶えず移動する狩猟の民であり採集の民だったのです。ですから理の当然として、人間が持つ直感的で生来的な能力は、今の私たちにとってよりも太古の祖先にとって重要であった、と考えられます。祖先たちは、私たち現代人よりもずっと「哺乳類の遺産」によって支配されていた、ということです。

この集団の結束というものは、信じられないほど重要だったにちがいありません。なぜなら、多くの危険な動物やその他の未知の危険から身を守り防御することは、まさに死活問題だったからです。個と個の間のよき結束性と協調性は、ともに狩りをしたり、集団や一族を守ったりするうえで明らかに必要だったのです。

前項で触れた動物集団は、一種の「オキシトシン絆」とも言うべき個の集まりです。ある集団内のラットたちは、オキシトシンが出す絆フェロモンを介して互いを落ち着かせることができ、他のラットたちは触れ合うことで肯定的な結びつきの経験をします。しかし、これらの絆は、母子間やカップルの絆ほどには個人的で独特なものではないのです。というのは、集団内のすべての個に向けられているからです。私たち人間は、集団を作る場合、一部の哺乳類ほどには嗅覚信号に依存していませんが、互いの存在を視覚的には認識しています。

私たち人間はもはや群れでは生活していませんが、他のタイプの集団、例えば職場で多くの時間を過ごします。雇用者の多くもまた従業員間のコミュニティの感覚を補強する重要性をよく知っています。この補強があると、働く者はよい気分になり、忠実になって共通の目標に向かって働く可能性が高まります。会議旅行やさまざまな形態の「イベント」は、集団の結束力を高めるために用いられています。

このような集団の絆の力は、その結束がなくなったとき、とくに顕著になります。多くの人々は、例えば、集団の結束性を高める会議旅行や行事で家を一週間ほどあけた後、家に帰りいつもの生活に戻ると、なんとも言えない空虚感を経験するものです。これは、軽度の離脱症状や分離不安の現れ以外の何物でもありません。オキシトシンが人と人とを結びつけるよい効果が、集団で過ごしていた間だけ働いていたことを示しているのです。

同胞意識と排他意識

強い集団の絆にはマイナス面もありえます。強く結びついたカップルが外の世界に向かって境界を作ることがありますが、これと同様のことが一つにまとまった集団にも言えます。強い「同胞意識」は、強い「排他意識」と好対照になる可能性があるのです。この「自分たち」と「その他の者たち」という考え方がうまく作用するのは、競争で勝つためのチーム精神を築いたり、共通の目標に向かって取り組んだりするときです。一方、強い団結感および個々のメンバーの間で生まれる結束力は、対立の原因やさまざまなグループ間の差別の原因となる可能性があります。

ある人とある人が寄り添えば寄り添うほど、その二人の間の境界はなくなり、結果として、他との境界線が強くなります。それはあたかも小さな一つの殻になって、外の世界から隔絶するかのようです。つまり、「私たち」と「あの人たち」という関係になります。同時に、自分たちの集団のメンバーのよいところしか見えず、悪いところは部外者のせいにしてしまいます。こういう姿勢でいると、疎外のほうが結束より大きくなる可能性があります。

「自」と「他」を取り巻く世界をこのように知覚する傾向は、個体同士の絆を構築するメカニズムに密接に関連していて、マイナスの側面を持ちえます。なぜなら、対立を生む種になりかねないからです。

しかしながら、集団でいることによって生まれるオキシトシンの効果は、さまざまなグループ治療の場面でも活用されているのです。また、集団の一員であることによって生み出される安心感と信頼のおかげで、一人ひとりが、自分では決してうまく対処できそうにない大きな変化を成し遂げる機会を得ることができるのです。

第7章 ❋ オキシトシンと信頼

　オキシトシンの放出は、さまざまな肯定的な、温かい出会いによって起こります。オキシトシンが出ると、双方が穏やかになり、互いを信頼し合うようになります。私たちはこれまでに、他の人と関わっているときにその人たちを恐れないことがいかに重要であるかを見てきました。恐れの減少が持つもう一つの側面は、他の人々を信頼することです。信頼とは人の関わり合いの重要な側面です。

　実験によると、信頼の引き金になるのはオキシトシンです。マーカス・ハインリックスと同僚のエルンスト・フェールは、鼻スプレーを介して男性にオキシトシンを投与する研究を行いました。それによると、オキシトシンスプレーを受けた男性たちは、他の人に対する信頼が厚くなったのです。この男性たちに与えられた課題は、あるコンピュータゲームをすることでした。このゲームは合理的な金額を投資して、お金を稼ぐというものでした。ゲーム遂行にはチームメイトを信頼する必要がありました。実験群であるオキシトシンを投与された男性たちのほうが、対照群である生理食塩水スプレーを投与された男性たちよりも、チームメイトに厚い信頼を示し、多くのお金を投資しました。一度目の実験の後、被験者たちはこの実験がどういう趣旨のものかの説明を受け、再度実験に参加しました。それでも結果は同じだったのです。つまり、オキシトシンスプレーの投与を受けたほうが、そうでない場合に比べ人に信頼を置くという、一度目と同じ結果を得ました。これは、信頼が理性とは関係なく無意識のレベルで発生するので、人の信頼行為は意識の力には左右されない、ということを示しています。

心の中の寄り添い

母と子や恋人同士の関係で出てくるもっと強力なタイプのオキシトシンは、最終的には二者間の「無条件の」絆につながります。この場合、二人は一人となり、それも瞬間だけでなく、長期に及びます。しかし、他の肯定的で温かい寄り添いのもとで放出されるオキシトシンもまた、個体同士の関係にある種の絆を作り上げます。この結びつきは母子間の絆ほどではないとしても、やはり一体感と安心感を生みます。

二人以上の人が互いに絆で結ばれると、オキシトシンは実際に寄り添わなくても出てくるようになります。寄り添いに関連する最初のオキシトシン放出は「心に内在化」され、相手のことを見たり思ったりすることで起きます。オキシトシンは、この「心にある寄り添い」を介して出されることになります。そしてオキシトシンに関連する効果のパターンが活性化するのです。これはオキシトシン放出が学習されたと言えます。オキシトシンが媒介する効果が、相手が見えていること、あるいは単に頭の中に描けることに条件づけられたと言ってもよいでしょう。つまり、このような「心の中での出会い」という形で人は気持ちよくなり、他の人に優しくなる、ということです。ひとたびこの絆が出来ると、オキシトシンの効果および信頼感は、どちらかというと永久的に備わったものになります。心の中の寄り添いを得るのです。

信頼と疑い

私たちは、密接な絆があり愛している人を信頼する傾向にあります。通常、明らかにこれは人との関わり合いがうまくいくための前提条件です。オキシトシンが重要な役割を果たすのは、高レベルのオキシトシンにさらされている人たちの中に信頼を構築することにおいてです。しかし、この高レベルのオキシトシンはまた、その人たちを互いに疑わなくさせてしまうこともあります。

私たちは、愛とは盲目なるもの、と言うことがあります。これは現代の科学技術で実証されています。批判的思考に関連している脳内の領域は、わが子の写真を見ている母親の中では「スイッチオフ」になっているのです。同じことは、恋人同士が相手の写真を見ているときにも起こります。

信頼システムが揺らぐとき

母子でも夫婦でも、相互の信頼感が必要不可欠です。信頼の一つの結果は、互いの間で交わされる事柄は疑わずに受け入れられる、ということです。人に優しく肯定的な発言は、驚くべき素晴らしい効果を生み出すことがあります。しかし、愛する人が、何か優しくないことや、悪意があったり偽りがあったりすることを言ったとしたら、どうなるでしょうか。悲しいことに、これもまた、言葉に表れようが行為に表れようが、心にグサッときて、大いに傷つくものです。自分が愛するその最愛の人によって瀕死の重傷を負うことがあるのは、相手に対して開示性が大きいからです。

愛する人を失うと、オキシトシンによる絆が壊れて、これにはたいへんな痛みが伴います。この痛みは、物理的な傷の痛みと似ています。へその辺りの腹部に痛みが生じたりすることもあります。同時に、最愛の人の寄り添いとその存在から得ていたリラックスした肯定的な効果が流れ込まなくなってしまいます。長く愛し連れ添ってきた人を亡くした場合、多くの人が具合が悪くなったり、心血管疾患など特定の病気を発症したりするリスクが高まります。

ですから、痛みや悲しみや辛さや苦しみの感情を表に出せるように、気を楽にして安心する必要があります。こうして最終的にその最愛の人との別れを受け入れます。もう一度、自分のことを抱いて慰めてくれる人に触れてもらい寄り添ってもらえば、最高の救済を得ることになるのです。おそらく、触れ合いによって放出されるオキシトシンのおかげで、だれかに抱いてもらい慰めてもらうと、身体的苦痛だけでなく精神的苦痛も和らぐのではないでしょうか。実際には、身体的な痛みであろうと精神的な痛みであろうと脳内の同じ領域が活性化することが実証されています。一方で、悲嘆の最中はまた、新しいものに心を開いているときでもあります。ですから、この時期に新しい愛が芽生えることは珍しくありません。愛はすべての傷を癒すと言われています。オキシトシンによって生み出された開放性のおかげで、変化を受け入れやすく気持ちを整理しやすくなり、結果として、その後を生き抜く可能性が生まれます。

信頼システムの意図的な操作

愛する人に裏切られることがあれば、もちろん、多大な苦しみを生み出すトラウマになります。しかし、それは実際には悲しみと喪失感にとどまらず、はるかにもっと深いことです。オキシトシンは非常に強く信頼に関連づけられているので、この世の中での基本的な安心感と自信が揺らいでしまうことになるからです。言い換えれば、基本的な安心感が不信と疑念と不安になってしまいます。

この脆弱性が、ある人たちに結びつくと、戦争などで悪用されてしまう可能性があります。というのは、人の信頼感、安心感、幸福感、穏やかさやストレスを処理する能力などは「オキシトシン絆」を介して関連する個人に結びついていますから、邪悪な者たちの目からすれば、私たちのほとんどは絶えず弱さを持ち合わせていることになるのです。このように、悪意があれば、身近にいる大事な人たちの健康と生命が脅かされる状況を作り上げたり、最も近い人たちに抱く信頼感を揺らがせる状況を作り上げたりして、人が人を本来のあるべき道からそらしてしまうということが起こってしまいます。

信頼システムは幼い頃に確立される

裏切りやその他の不快なことの記憶が非常に根深いものであり、人生の早い段階で形成されると、その後の緊密な人との関わりの障壁になることがあります。ある人たちは、幼少期に持った関わり合いの肯定的なよい思い出を、自らの無意識の記憶に非常に強く刷り込みます。またある人たちは、否定的な悪い経験を刷り込みます。心の中の像は、私たちが周りの世界にどのように応じて、どうまく切り抜けるかにとって重要です。心優しくて不安のない幼年期を過ごし、いっぱい温もりをもらい、いっぱい世話をしてもらった人は、このときの心の中の像のおかげで、人に優しくなり、人との交わりがうまくなります。同時に、当人自身も穏やかになり、人を信頼するようになり、恐れる気持ちが少なくなります。一方で、別離と脅威と暴力に特徴づけられる幼年期は、攻撃的でかつ恐ろしい心の中の像を作り上げることになります。これらは、もちろん、人生のすべての段階で当人に影響を与えるものです。幼い頃に経験したことは、ある出来事を肯定的に解釈するかまたは否定的に解釈するかに影響を与えます。さらには、他者に信頼感を持ったり不信感を持ったりすることに強い影響があります。

信頼と見知らぬ人

状況を問わず、ある人たちは仲間に対して優しさや温かさや安心感を広める能力を持ち合わせているようだ、と以前少し触れました。考えられる可能性は、これらの人には実際に高いレベルのオキシトシンがあり、さまざまな方法で周囲に伝えられている、ということです。

オキシトシンでいっぱいの人たちは、ちょうど一部の哺乳類に見られるように、他者のオキシトシンの放出を刺激するフェロモンを放っている、ということが想像できます。さらに、嗅覚信号は人間が同じときに同じことを感じる感情同期の一因になりうることが想像できます。人は恐怖を嗅ぎとれると言われますが、おそらく同じことは、穏やかさにも当てはまります。一方で、人間は、他の人間の反応や感情を見極める際、視覚と聴覚のほうに多く依存します。重要なのは声のトーンだけでなく、ボディーランゲージを研究することです。中でも私たちは人の顔を見ます。見るのは顔のどこでしょうか。とりわけ目の周りの部分です。ここから、その人が実際は優しいのか、嬉しいのか、怒っているのか、またはおびえているのかなどを見極めるのです。目の周りには小さな筋肉がたくさんあるのですが、意識的に動かせるのはほんの一部です。ですから、目の周りの筋肉の動きが私たちの感情を映し出すのです。

おそらく、オキシトシンが行き渡っている人の表情はとても親しみが持てるので、近くにいる不安げな内気な人でさえが穏やかになり、それに応じてオキシトシンを放出するのではないのでしょうか。落ち着いた親しみが持てる声にもまた、人を穏やかにして一体感を持たせる大きな力があります。おそらく、これも同様に、周りの人たちのオキシトシン放出に影響を与えるのです。

たしかに、これらの効果は脳内で起こるので、血中のオキシトシンレベルを測定すればよいのですが、脳内のオキシトシンレベルの上昇を証明するのはそう簡単ではありません。でも、もしある一人の親しみが持てる人が他の人たちにそういった効果を生み出す力があると認められれば、その人は他者に対してオキシトシン放出を活性化し、脳のある特定の領域に影響を及ぼした、と仮定してよいでしょう。落ち着いた人というのは、他者を穏やかにし、ストレスのレベルを下げ、くつろがせ、社会的コミュニケーション力を向上させ、そして人を信頼する力を生み出すのです。これらは、まさにオキシトシンの投与がもたらす効果そのものではありませんか。

不思議なもので、私たちは親しみの持てる人に出会うと、ほとんどの場合、同じように親しみをもって応じます。しかし、世の中には他人のオキシトシンシステムのスイッチを入れながらも、自らのスイッチは入れずにいる人がいます。そして、そのスイッチを入れ

第7章
❋
オキシトシンと信頼

穏やかに落ち着き、
他者を信頼する

られた人は「犠牲者」となり、人を信頼し、人に優しく、そして人に物惜しみしなくなります。こういう犠牲者は、例えば結婚詐欺師に金をだまし取られる女性たちです。

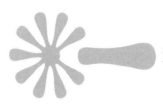

助けが必要なときの信頼

別のタイプの状況もあります。たとえもし相手のことをよく知らなくても、信頼が芽生え、それがゆえに相手からの肯定的な影響が増す状況です。助けを必要としているときがそうです。人は体調不良などの理由で、助けや支えを必要とすることがあります。こういうとき、見知らぬ人からの触れ合いを受け入れ、その人が境界線を越えることを許す可能性が高くなります。ただ通常は、自己防衛システムが働くので、このようなことはしません。

ある研究が示しているのですが、看護師に手を握られていると、健常者の場合は脈拍や血圧が上がるのに、体調不良で助けが必要な人の場合は、逆に脈拍と血圧が下がります。体調不良の人の場合、病気のときに助けてくれる人を信頼しなければならないので、防衛機構を圧して、例の寄り添い関連のオキシトシン反応が「勝利」するのです。

ドゥーラ現象

どのようにこのことが作用するかを説明するために、いわゆるドゥーラ現象、つまり、どのように付き添い女性が出産を容易にし、お産の進行を速めるかを見てみましょう。産婦は、いつの時代も、他の女性の助けを探し、助けを受けてきました。出産はもともと家庭で行われていましたが、二〇世紀の初めに病院に移り始めました。専門家がいて医療機器があるところで出産したほうが安全だと感じられたからでした。それ以来、出産は医療の一部になっています。

助産師が依然として実質的な責任を負っていますが、産婦人科医や麻酔科医や小児科医が病院で待機しています。ますます、さまざまな介在が分娩中に行われるようになりました。帝王切開は一般的な処置となっていますし、子宮収縮はオキシトシンによって促進、誘発され、痛みは鎮痛薬や硬膜外麻酔で抑えられています。

小児科医のマーシャル・クラウスとジョン・ケネルが、かつてグアテマラへの旅行中に気づいたことがありました。そこでの出産は、近代的な医療や技術援助がないにもかかわらず、アメリカに比べ速くて楽だったのです。二人は当然、どうしてこうなるのか不思議

第7章

オキシトシンと信頼

に思いました。そして気がつきました。助産師とは別に、常に女性が一人以上出産の場に付き添っていたのです。身内の女性であったり親友であったりです。これらの女性の存在こそが、出産全体の進行を容易にしたのではないでしょうか。

アメリカに戻ったクラウスらは、産婦が女性の助け人に付き添ってもらった場合、出産が容易になるかどうかを調べるため、いくつかの研究を行いました。彼らの提案で、この付き添い女性をドゥーラと呼ぶことになりました。当時クラウスたちは、ドゥーラとはギリシャ語で「女性ヘルパー」を意味すると思い込んでいました(のちに、ドゥーラとは、古代ギリシャで「最も重要な奴隷または使用人」を指すことが判明しました。今なら、別の名前を付けたことでしょう)。

クラウスたちの研究で分かったことは、ドゥーラが付き添った場合、アメリカでの出産も速くなり合併症も減少した、ということです。帝王切開が減少しました。さらに分娩を速めるためのオキシトシン点滴の必要性や、痛みを軽減するための脊髄麻酔や鎮痛薬の必要性が減りました。

この研究で気づかれたことが他にもありました。母親の出産経験が肯定的になり、母親たちが自分の子どものことを世界で最も素晴らしいと思えるようになった点でした。親になるとたいていはそう考えるものですが、ドゥーラの支えがあった母親のほうが、そうでない母親よりも、生まれたてのわが子に対して肯定的だったのです。

さらに驚くべきことに、これらの傾向は六週間後まで続いたのです。母親たちは変わらずに母親の役割に大きな自尊心と安心感を表し、ドゥーラの付き添いなしで出産した母親に比べ、産後うつが減少しました。純粋に客観的に見て、母子の関係性が向上した、という結果が得られました。この母親たちはまた、夫やパートナーを好意的に捉えていました。今日、数か国から研究が出ています。それによると、出産時のドゥーラの存在は、出産と母子関係に肯定的な効果があることが判明しています。当然ながら、研究が行われた国および使用された方法によって結果は微妙に異なりますが、基本的にはすべての研究は、ドゥーラの存在のおかげで出産が楽になり、母親が役割にうまく適応できるようになったことを示しています。

どちらかと言えばただの女性が、どうしてこんなにも多様な現象に影響力を持ちうるのでしょうか。その影響範囲は、例えば、どれくらい速くお産が進行するかとか、どれくらい安産かとか、どれくらいうまく母親が子と夫の両方とやっていけるかとか、本当にさまざまに及びます。これらの効果の重要な鍵は、母親自身のオキシトシンシステムの活性化につながるドゥーラの心身両面の支えにあります。逆説的に言えば、この強力な効果のための重要な前提条件は、産婦がすでに自分自身のオキシトシンによって影響を受けている、ということです。つまり出産中の産婦はオキシトシンを放出しているので、産婦自身が人を信頼し、他者からの助けを喜んで受け入れる状態になっているのです。

ドゥーラは、まず何はさておき実際に両腕で産婦を抱き、しっかりと支えます。優しくマッサージしながら、特別な触れ合いと温もりをもたらします。しかし、出産中はまた、情緒的な支えとして存在します。母親の要求に耳を傾け、安心させてあげます。産婦を思いやり、絶えず寄り添ってあげることで、産婦に安らぎと信頼感を作り出します。ただ単に母親のオキシトシン放出を刺激し寄り添うことで、母親のオキシトシン感度を向上させているのです。

産婦は人からの助けを受け入れる状態にあるので、「内なる寄り添い」は出来上がっています。母体のオキシトシン活性の増加のおかげで、ストレスレベルは減少し、ストレスホルモンのレベルと血圧が不必要に高くならずに済みます。母親がリラックスできるせいで、子宮口が開いていく分娩第Ⅰ期といきみの段階の両方が早まります。

オキシトシンシステムの活性化はまた、母親自身の痛みの軽減を促進します。母親の出産経験が前向きであれば、この気持ちは子に、父親に、そして出産時に居合わせる他のすべての人たちに伝わります。このように産婦を助けますから、多くのドゥーラが、母親になったばかりの女性の生活においてどれくらい重要かが分かります。ですから、ドゥーラの中には、子どもの誕生日に長年にわたって招待される人がよくいるのです。

ドゥーラ効果は普遍的現象

ドゥーラとは、このように寄り添ってくれる女性のことです。支えになり触れ合うことによって、そして、ただそこにいることと、その肯定的な関与によって、出産を円滑化します。つまり、子宮に対するオキシトシン効果や、ストレス軽減のようなその他のオキシトシン効果を強化させてあげる人なのです。

人はみな、老若男女を問わず、血液中だけでなく脳内にオキシトシンを持っています。人の支えが、助けを必要とするすべての人にオキシトシン効果を誘発して悪いはずはありません。たぶん、穏やかで安全な触れ合いと温もりがある環境は、とくにその環境がだれか他の人にはっきりと現れている場合、その環境を必要とする人たちが受容したいと思うなら、そのオキシトシンシステムの影響を積極的に受けてよいはずです。そうすれば、助けを求める人たちは不安が少なくなり、痛みが軽くなり、リラックスできるでしょう。これが起こるのは、身体的触れ合いを介してだけでなく、助けを求める人たちの心が開かれているからです。このことで、周囲からの助けと支えを受け入れるのです。そうすると、自分のオキシトシンシステムがアクティブになります。このように、内なる寄り添いによる効果は、外からの寄り添いの効果をさらに大きくします。

どんな人たちがこのような有益な効果を誘発できるのでしょうか。それは、もちろん、だれか心優しい人で、自信と信頼を注ぎ込んでくれる人でしょう。重要な人たちは、医師、看護師、聖職者、教師やメンターなど、言い換えれば他人を助ける人たちです。でも同時に、当人が望んでいるものを提供できる人たちでもあります。ただ、この場合は、自信や信頼が持てるきっかけを得たいのであって、助けが必要なだけではないかもしれません。

ただし、人に対する依存と信頼は他者から付け込まれることがあります。例えば、心理療法士と患者の間に依存と信頼が出来上がったとき、開かれた意思疎通経路が生じたとします。すると同時に、この経路は、その患者が変わっていくのをそのままにしておける意思疎通経路でなければいけません。次に、この経路は、恐怖心と不信感が消え去ったときに、患者が内なる寄り添いを介してオキシトシンを放出した結果生じたものだったのかを確認する必要があります。もしそうならば、この患者は穏やかに落ち着ける能力、ストレスを軽減できる能力、変われる能力を手に入れたことになるのです。

タッチは癒しを生む

さらに、支え助けている人が治療を受けている人に触れたり抱きしめたりすれば、その効果は高まります。皮膚からも同様にオキシトシンシステムを活性化するのです。心身両面で温もりをもらい、抱きしめてもらい、支えてもらい、触れてもらえると、二重の影響を受けるのです。患者に手を触れると同時に、時間をかけて耳を傾けてくれる医者のほうが、電話越しに処方箋を書いたり、あるいは患者を背にしてコンピュータに向かっている医者に比べ、はるかによい効果を持っています。単純に言って、これが起こるのは、医者が患者のオキシトシンシステムの引き金となり、ひいては患者自身の癒しのシステムを医者と患者の二者が協力し合って誘発するためです。

プラセボ効果

医療の世界では、プラセボとして知られている概念があります。ラテン語で「私は気を休ませる」の意味です。以下は、プラセボ効果についての国立百科事典の記述です。「治療の特定の要素（例えば、ある薬の薬学的有効成分など）に依存しない効果的治療のことで、一つの治療法として用いられ、病気や症状のプロセスに対し何ら本当の生物学的効果を持たないとされるものを表す医学用語」

今日の一般的な理論によると、大部分のプラセボ効果は、同様の状況が以前にあり、その経験に関連して生じる肯定的な期待に依存しています。これはまた否定的に作用することもあり、その場合はノセボ効果と呼ばれます。いくつかの症例では、プラセボ効果とノセボ効果は、生理的に測定可能であるという意味で実用的であることが示されています。砂糖の錠剤や生理食塩水の注射など効果のない物質の使用を通じて、痛みに対してプラセボ効果を使用する場合、モルヒネ注入と同じ程度とはいきませんが、同じように痛みを軽減するエンドルフィンを体内でたくさん生み出します。

上記の説明モデルによると、プラセボ効果は何よりも、肯定的な期待と記憶に関連づけることができます。しかし、プラセボ効果にはまったく異なる側面があり、それは、ある一定のタイプの治療を勧めたり、薬を処方したりする人が及ぼす場合の効果です。例えば、患者が初めて治療をしてくれた人に評価を下すとき、その治療者の医学的知識や技能などだけでなく、その人の人間性や取り組み方も評価します。治療者が、患者に穏やかな信頼を感じさせる場合、患者は耳を傾け、アドバイスや提言を受け入れようとします。これはまた、オキシトシンシステムの別の部分を活性化しているのであり、ひいては患者の不安を軽減することになります。こうして、この患者は穏やかに落ち着き、リラックスし、さらに栄養摂取と癒しにつながるメカニズムが刺激されます。

患者が治療者を信頼するとき、自己治癒システムが活性化されます。治療を施している人がドゥーラの資質を持っている場合、言い換えれば、患者に信頼感と安心感を注ぎ込む能力を持ち合わせている場合、その治療者はすでに患者自身のオキシトシンシステムを活性化し、結果としてストレス軽減効果や鎮痛効果や癒し効果を生み出しています。おそらく、これらの効果は、痛みの軽減を引き起こす薬の研究において、プラセボ効果の五〇パーセントを占めています。よって、オキシトシンは内因性エンドルフィンシステムを活性化させて痛みのシステムに影響を与える、ということを再度確認する意義があります。

これは、なぜプラセボ効果によってエンドルフィンが放出され、痛みの軽減が可能であったかを説明するものです。つまり、これはまた、私たちのオキシトシンシステムの一部をアクティブにすることが可能であることを意味し、私たちが知らぬ間になんの投薬もなしで安らぎと癒しを作り出せるということです。おそらく、こういう理由で、信頼を築くのにとくに長けているため、私たちに穏やかさと安らぎをもたらし、私たちの自己治癒システムを刺激するのが上手な人がいるのではないでしょうか。

今日、補完代替療法の効果についての数々の議論があります。科学的に評価された大きな研究の中には、これらの治療法の多くは程度の違いこそあれ効果がない、と証明したものがあります。それでもやはり、これらの治療は多くの人を助けています。おそらくそれは、受ける治療法に対する患者の関心とそのときの触れ合いとの組み合わせの結果です。この組み合わせは治療法の多くに含まれていて、自己治癒システムを活性化させるので、効果を発揮します。これは癒しの術と呼んでもよいのではないでしょうか。

また、別の研究で分かっていることは、いわゆるＳＳＲＩ（選択的セロトニン再取り込み阻害薬）のような特定の抗うつ薬は、処方する医師が患者を数回にわたって診察する場合、はるかによい効果を及ぼす、ということです。そのプラセボ効果の一部は、オキシトシンシステムを介して調整されていて、繰り返し接し診察することによって依存と信頼が強まるので、その効果が強化されるのです。ちょうど、オキシトシンの効果が長期化するのは一回だけ投与される場合よりも頻繁に投与された場合である、というのと同じです。まさに自己治癒システムの活動が強化されているのです。

ドゥーラやプラセボの効果は、もちろん、私たちの健康の面倒を見てくれる人たちに限られるものではありません。教師であったり、司祭であったり、メンターであったり、または私たちに何かを伝えてくれる、だれであってもよいのです。しかし、ある人が私たちを怖がらせたなら、もう失敗です。自己防衛システムのスイッチが入るからです。私たちはもう耳を傾けませんし、何も受け入れません。一方、ある人が穏やかさと安心感を伝えてくれるなら、自己防衛システムは静まります。そして私たちの脳は、自己治癒システムの活性化に対して開放的になるだけでなく、情報や変化に対しても開放的になります。

第8章 ＊ 寄り添いは心の栄養

私たち人間が狩猟採集者として生きていたとき、おそらく食べ物を見つけることは容易ではなかったでしょう。しかしながら、おそらく集団内の他の者たちとは親密なので、身体的寄り添いの必要性は満たされていたことでしょう。今日は、どうも逆のようです。少なくとも日常生活において食物は豊富です。ちょっとお店に行けば、好きなだけ食べ物が手に入ります。しかし、寄り添いのほうは、多くの人にとって供給不足に陥っています。

普通にいう空腹、つまり胃袋を満たす必要性と、寄り添いの必要性あるいは肌どうしの接触の必要性とはまったく別物です。このいわば皮膚空腹は、スキンハンガーとして知られ、ハーローのアカゲザルの研究ではっきり示されています。胃袋の空腹は栄養摂取の必要性を表し、食物によって満たされます。スキンハンガーは寄り添いの必要性を表し、親密な触れ合いによって満たされます。食べ物はお腹をいっぱいにし、寄り添いは人を穏やかにし安心させます。そうは言うものの、食べ物を口にすることによってもまた、穏やかになり、気持ちよくなれます。ですから食物摂取は、ある程度は寄り添いの代わりになれます。では、寄り添いの不足と食物を欲する気持ちとの間に関係はありうるのでしょうか。

食べ物は穏やかさと安らぎを作り出す

前述のように、食べ物はお腹を満たすだけでなく、幸福感や穏やかさや安心感も作り出します。したがって、食べすぎることによって寄り添いの不足を補う人もいるかもしれません。しかし、ハーローのアカゲザル研究の結果から分かったことは、食べ物によって生み出される満足は、赤ちゃんザルにとって十分ではなかった、ということでした。つまり、通常の個に成長するためには寄り添いを必要としたのです。したがって、食べ物（または飲み物）から穏やかな幸福感を受け取ることは、寄り添いが得られないときに選ぶ、二次的解決策あるいはバックアップの解決策として見る必要があります。

消化器系の働きや食物摂取の必要性がどのように生理学的に制御されるかについて、私たちは多くを知っています。食べたものは、まず胃に下り、さらに下って小腸へ行き、そこで小さな成分に分解され、吸収された後、体内を巡ります。私たちの空腹感と満腹感は、血中の栄養の濃度、とくに糖によって支配されています。この血中の栄養濃度は、空腹感と満腹感を扱う視床下部の領域に影響を与えます。

しかし、栄養状態についての情報の多くは、神経を介して伝えられます。ちょうど皮膚の状態についての情報が神経を介するのと同じです。小腸に脂肪およびタンパク質のような栄養素があると、腸の壁からコレシストキニンおよびセクレチンのようなホルモンが放出され、脳と消化管を結ぶ迷走神経を活発化させます。このようにして胃腸からの満腹の信号が脳に伝わります。

食べたものに反応して迷走神経が活性化されると満腹感が生まれますが、その他の変化も誘発されます。とくにタンパク質や脂肪を多く食べると、食後穏やかな気持ちになり、リラックスして、眠くなることもあります。しかし全体としては、満たされた気持ちになり、人付き合いがよくなり気さくな感じになります。さらに、痛みを我慢できるようになります。歯医者さんには、お腹をすかして行くよりも、お腹の中に食べ物を入れてから行くほうが痛みは少なくなります。

ここでの着目点は、これらの効果が、肌に触れることで起こる効果とまったく同じだ、ということです。すなわち、喜びや恐怖の減少や人との交わり効果だけでなく、穏やかさ

迷走神経の図

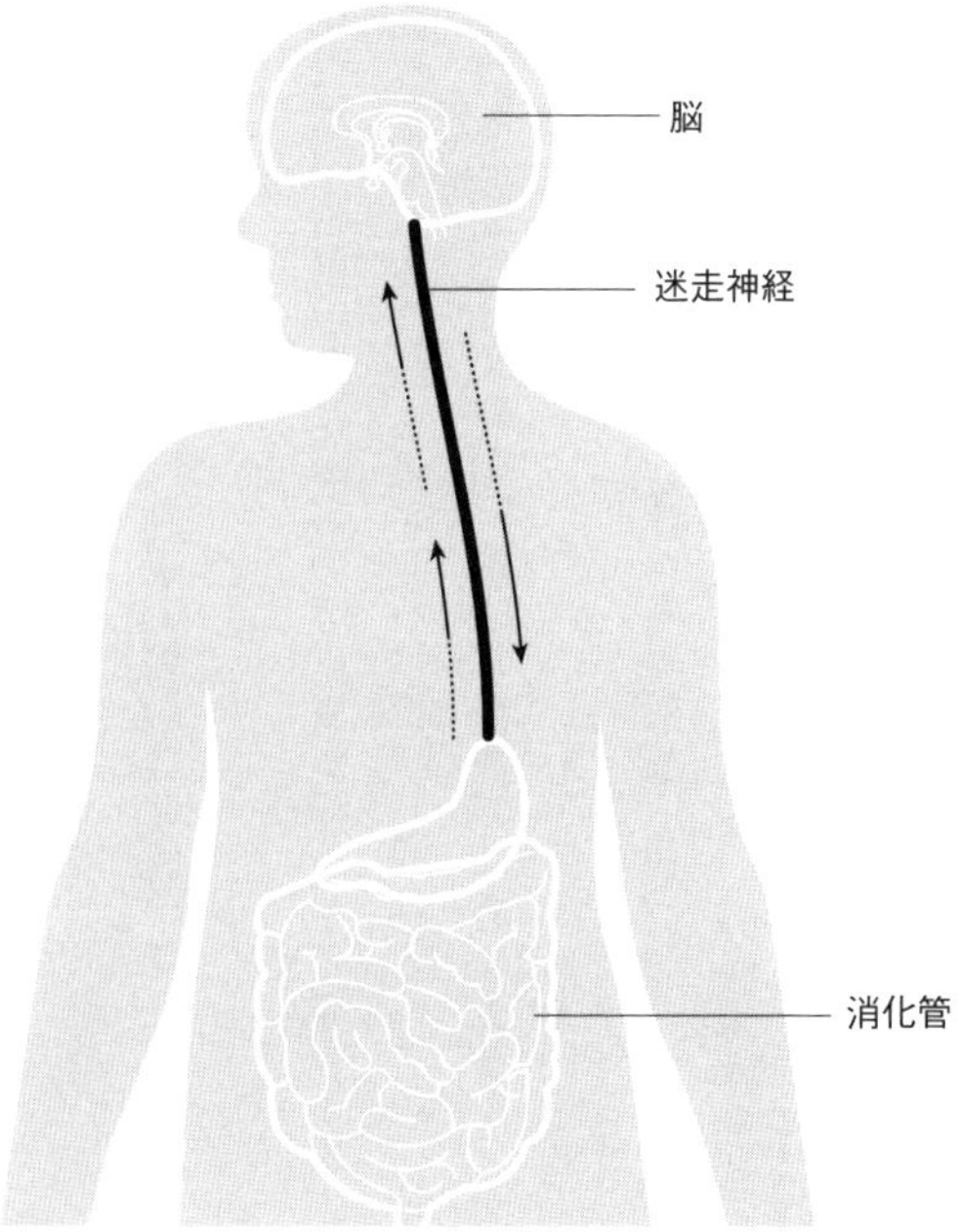

迷走神経は、神経線維の下行(遠心性神経である運動神経)と神経線維の上行(求心性神経である感覚神経)を介して消化管と脳をつなげる。

や安らぎやくつろぎなどの効果が、食事から得られるのです。驚くまでもなく、迷走神経の上行神経線維を介して伝達される消化管ホルモンが、脳内のオキシトシンの放出につながるということです。このように皮膚の機能と消化管の機能の間、つまり私たちの体内と体外の間には、一種の類似性があります。食物の摂取と触れ合いに応答して、人はオキシトシンを出し、穏やかになり、信頼を寄せやすくなり、リラックスし、他者との関わり合いが増します。違いはと言えば、食事の場合はお腹のほうもいっぱいになることでしょうか。

また、消化管は、胎児の間に子宮内で皮膚が陥入して発生することも興味深いです。したがって、この発生の観点からすると、「体内の触れ合い」が「体外の触れ合い」で起こる効果に似た効果をもたらすのも、さほど奇妙ではありません。ですから、口にした食べ物とはある種の内的関係がある、と言ってよさそうです。

以上をまとめれば、寄り添いを求める空腹感と食べ物を求める空腹感は類似の作用がある、ということです。寄り添いの空腹感と触れ合いの空腹感を満たせない場合、例えば、家族や身内の者がいない場合とか、あるいは人に触られるのは気持ち悪いと思う場合は、いつだって体内の触れ合いのほうを選んで、食べることで気持ちよくなって穏やかになってかまわないのです。サンドイッチなどのちょっとした食べ物は、寄り添いの代わりになってくれるでしょう。ただ、さまざまな食物依存症（特定の食べ物に対して中毒のような摂食行動をとること）や肥満に陥る可能性がありますので、最善の解決策とは言えません。

温もりが大事

ほとんどの人が、おそらく食べ物の温度も大事だと気づいていることでしょう。熱いスープはただお腹をいっぱいにするだけでなく、冬場は体を内側からホカホカさせ、気持ちよくしてくれます。一方、冷たい飲み物だと効果は逆になってしまうでしょう。ちいさな子は、夜あったかいミルクを飲むと、すぐに静かになり、すうっと寝つきます。もしミルクが冷たかったら、そうはいかないでしょう。

肌もあたたかいのが好きです。素敵な、温かいお風呂に入るとリラックスします。また、「日光浴」をしていると多くの人はとても気持ちよくなります。暖かいところにいてお日さまに触れていることで、幸せになり、満たされ、人と気安くお話をするようになります。春になって暖かな日差しを浴びながら、ストックホルムの王立劇場の階段に腰を下ろしている人たちの顔を見てください。陽の光が授けてくれる優しさが満面にあふれているではありませんか。こういう風景から思い出されるのは、生まれたばかりの赤ちゃんが母親にぴったりと寄り添ってもらい、母親の温もりをいっぱいもらって安らかにしている姿です。

会食が信頼感を生む

だれかと食事をともにすると、相手のことを親しみやすく悪い人ではないと思うものです。このように食事の相手に信頼感が増すのも、オキシトシン放出のしるしなのです。信頼感を生むのはオキシトシンのおかげですから。

ビジネスマンが契約書に署名をもらおうとしているとき、どのような行動をとるか考えてください。素敵な食事にクライアントを誘い、テーブルにはおそらくワインが注がれたグラスもあることでしょう。経験から、食事をともにするほうが、契約がうまくいく可能性がずっと高いことを知っているからです。一緒に食事をすることでよい感じになり穏やかになると、当事者間の信頼感が増し、契約書や合意書などの署名が得やすくなります。

この効果は、純粋に生理学的に説明することができます。この効果は、まず消化管に食物が入ることから始まります。次に消化管は、ホルモンであるコレシストキニンの放出を介して迷走神経を活性化します。さらにこの迷走神経が脳内のオキシトシンの放出を活性化するのです。この過程を経て信頼感が得られるというわけです。続いて、脳内で放出されるオキシトシンは、信頼感を誘発するだけでなく、穏やかな和んだ気持ちよさを作り出し、他の人との協調性を高めます。

第８章

❋

寄り添いは心の栄養

食べ物は、もっと深い絆を人との関わりに作り出すこともあります。例えば、よく「男の心を射止めるにはまず胃袋をつかめ」と言われますが、これは平たく言うと「おふくろの味はジーンとくる」ということです。アメリカには、社会に不信感を抱く若者に近づく方法として、食べ物を使う特別なやり方があります。こういった若者たちは、幼年期に非常につらい思いをしているので、なかなか人に信頼を寄せません。ですから、周りの人の言うことに関心などありません。こんな若者たちにも、セラピストたちは時として近づくことができるのです。それは、周りに不安がないところで食事をともにすることによってです。食べ物とそれから得られる効果で信頼感が高まるので、セラピストたちは若者たちの心を開き、いろいろと聞き出しやすくなります。食事をともにすることで、このような不信感の強い若者たちの生活状況を変える方向へ持っていけるのです。

人に頼ることができない人たちの胃や腸の中で何が起こっているのか、ということはよく分かっていません。しかし、おそらく消化と栄養吸収がうまくいっていないことでしょう。自分を他の人から遮断すれば、つまり自ら寄り添いや触れ合いを控えてしまうと、おそらく胃腸の機能もうまくいかなくなってしまいます。というのは、寄り添いと栄養吸収を調整する仕組みは、とても密接に結びついているからです。

深く悲しんだり、見捨てられたりした気持ちになっているとき、食欲をなくす人が多くいます。こういう人はまるで、愛する人との重要なつながりを失って、胃の入り口を閉じてしまっているかのようです。一方で、その逆に過度の飲食で埋め合わせようとする人たちもいます。

お腹が満ちて人は優しくなる

口にできる食べ物が十分でない人は、与えるものも何もありません。飢えていると、わがままになるものです。生きるか死ぬかとなると、他の人のための思いやりは消えてしまいます。空腹を抱えた人たちは、手にすることができる食べ物なら何でも自分のものにしてしまいます。たとえ仲間同士でものことです。この様子は第二次世界大戦中の強制収容所でとくに見られました。食するものがなければ道徳はない、のです。ドイツの作家ベルトルト・ブレヒトはこのことを「衣食足りて礼節を知る」と表しています。

これを逆に言えば、お腹がいっぱいになれば優しい心になれる、ということです。このことに触れてシェイクスピアは、太って気のよい者を付き人にしたいものだとシーザーに言わせています。シーザーは、別の言い方をすれば、よく食べ肉づきのよい者たちを身の回りに置きたい、と言ってもよかったでしょう。

消化管が私たちの心優しさにいかに重要であるかを示す、興味深い動物での実験報告があります。この実験は、授乳中のメスのラットたちを対象に、消化管と脳をつなぐ神経である迷走神経をカットし経過を観察しました。カット後も変わることなく赤ちゃんラットは母親から乳をもらい続け、母親は通常どおりエサを食べたのですが、数日後、母ラットは乳を作らなくなり、赤ちゃんを世話することも減りました。この実験から分かったことは、子がいくら乳を吸ってもオキシトシンの放出にはつながらず、結果として母ラットが乳を作らなくなり子の世話をしなくなった、ということです。その代わりに、なんと母ラットは太ってしまいました。

なぜこんなことが起こるのでしょうか。通常、消化管に食物が存在しているという情報は、迷走神経を介して脳に伝達されます。このシグナルが迷走神経を切断されたために伝わらず、母ラットは、自分は食べ物を受け取っていないと「思った」のです。よって、オキシトシンが放出されなくなったのです。赤ちゃんラットに乳をやらなくなった母ラットは、代わりに、体内にカロリーをため込みました。つまり、利他的な振る舞いが利己的な振る舞いになった、というわけです。

実のところ、満腹ホルモンであるコレシストキニンを投与することによって、授乳しているメスのラットに母性行動と射乳の両方を誘発することができます。これは、栄養摂取面と行動面の両方において、満腹感と優しさの間に強い関連性があることを実証していま

消化管と脳をつなぐ迷走神経

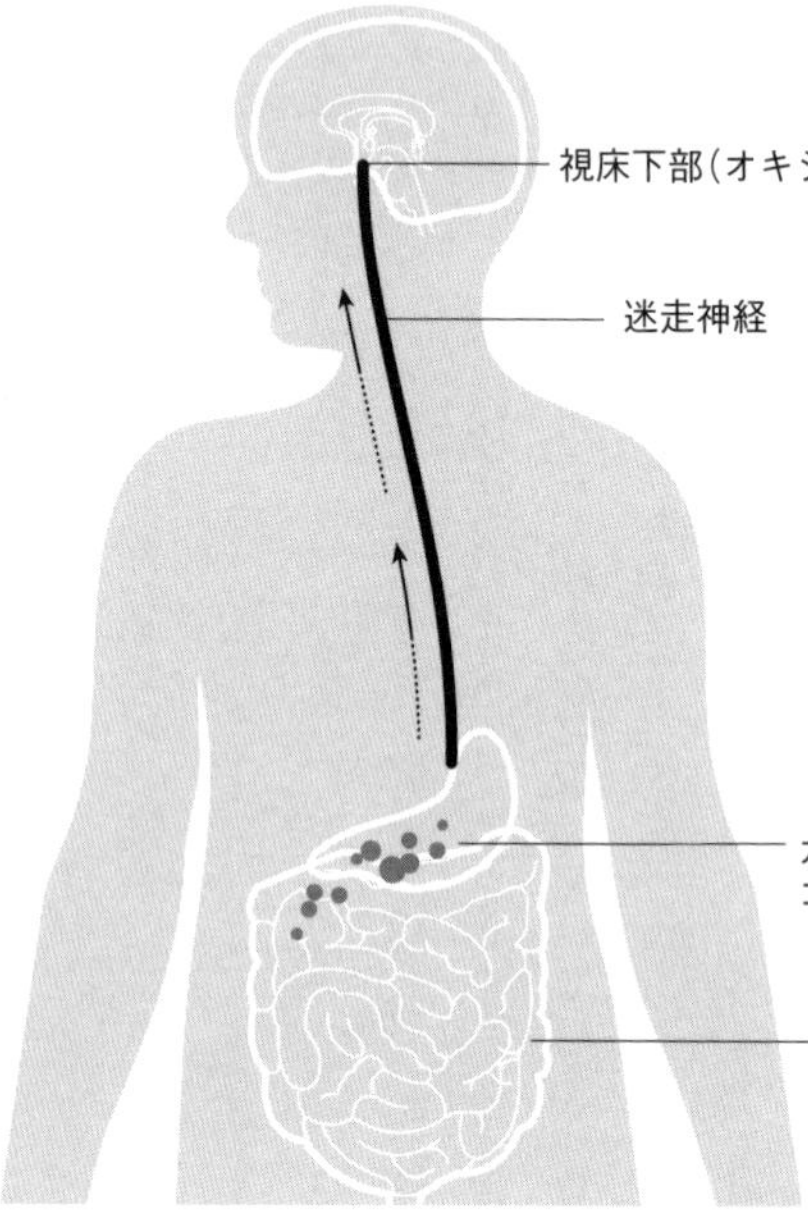

胃や腸に栄養(主に脂肪やタンパク質)が入っているとき、コレシストキニンが小腸上部で分泌される。結果として、上方の迷走神経枝が活性化され、図の矢印に示したようにオキシトシンが放出される。

す。この意味で、コレシストキニンは、まさに母性ホルモンであるオキシトシンを生み出す母だと言えます。

オキシトシンの優しさとの関連性は、母乳育児の母親にも見ることができます。母乳育児中に放出されるオキシトシンが多ければ多いほど、母親はわが子のためにますます乳を作り、母親とはこうあるべきだという姿に従って、ますます相互の関わり合いを持つようになります。

触れ合いは胃腸機能をよくする

皆さんの多くは、児童養護施設で十分な食べ物があり衛生状態がよかったにもかかわらず死んでいった子どもたちの話を聞いたことがおありでしょう。でも、これには例外がありました。皆が就寝する部屋の出入り口のそばで寝ていて、夜勤のスタッフに毎晩抱き上げられて面倒を見てもらった子どもたちです。この話から、食べ物と衛生だけでは十分ではなく、触れ合いと寄り添いが、私たちが生きていくうえで欠かせない、ということがよく分かります。児童養護施設の子どもたちが死んでしまった理由の一つは、せっかく成長を願って差し出された食べ物を活かすことができなかった、ということです。これは、触れ合いのない状態では、消化および栄養吸収をつかさどる消化管内のホルモンの放出量が十分でない、という事実に起因すると考えられます。触れ合うことで、迷走神経枝の活動が活性化し、消化管内のホルモン放出を助けます。ひいては、消化能力と成長のために摂取された栄養素の利用が最適化されるのです。

生まれたばかりの赤ちゃんが母親とスキンシップをとると、ガストリンやコレシストキニンなどの特定の消化管ホルモンのレベルが低下します。これらのホルモンは、栄養素を吸収する消化や成長のために重要なホルモンなのですが、おっぱいが最終的に消化管に到着したときのこれらのホルモンレベルの上昇は、スキンシップのある乳児のほうが、スキンシップのない乳児よりも大きいのです。したがって、明らかに消化吸収はスキンシップを伴っているときのほうが効果的だ、ということです。授乳前のホルモンレベル低下と授乳後のホルモン上昇のどちらも、肌どうしの接触により迷走神経の活動が感覚神経を介して活性化することによるものです。両効果とも、脳内で放出されたオキシトシンによって促進されます。

迷走神経の活動を促す別の方法は、赤ちゃんに適切に母乳を飲ませるか、またはチューブで哺乳しながら赤ちゃんにしっかりと吸わせるかです。哺乳は、触れ合いに比べて刺激がはるかに強力ですので、迷走神経の他の神経線維も活性化し、消化管ホルモンの放出が強化されます。脳内オキシトシンは、触れたり吸ったりすることに関連して迷走神経の活動を高めるのに役立つ神経鎖の一部であり、消化管ホルモンの放出を刺激します。

消化管ホルモンはまた、授乳中の母親にも放出されます。こうして、母親の消化力と母乳を作り出す栄養素を貯蔵して使用する能力が強化されるのです。

ガストリンと愛

出産して数日後に母親のガストリン（胃の中で産生されて胃液の分泌を刺激するホルモン）のレベルを測ってみると、出産直後に赤ちゃんとのスキンシップの多かった母親のほうが、出産後スキンシップの少なかった母親に比べて低いのです。これは明らかに、出産後の早期接触によって母親に産生されるガストリンのレベルは時間が経過しても低いままだ、ということです。

母親のガストリンレベルはまた、子どもとの絆の度合いを反映していることにもなります。ガストリンのレベルが低いほど、わが子との寄り添い感が大きいのです。母と子の絆の始まりはオキシトシンにあり、このオキシトシンのレベルは、母親の場合、穏やかな前向きな気持ちと子どもに対するボンディングのレベルに関係していることは分かっているので、ガストリンのレベルが脳内のオキシトシン放出の結果である可能性が最も高いということになります。この関係はまた、オキシトシン投与後のラットにおけるガストリンのレベルの減少を示す研究によって確認されています。

ホームシックは空腹感の現れ

ホームシックとは、身近な人や身近な家庭環境との寄り添いを求める気持ちのことです。ホームシックになりやすいのは、食欲減退後の空腹度が増した状態のときであるのは珍しくありません。これは親元を離れた多くの若者が経験しています。このような状況でよくあることは、つい食べすぎてしまうことです。これは体重増加の問題やバランスを取るのが難しい摂食障害につながることがあります。

消化管の機能増大、すなわち食べたものを消化する胃液などの働きが増すのは胃が空っぽのときだ、という研究があります。あるアメリカの研究で、入隊したての新兵を調べました。結果は、ホームシックにかかった兵隊たちに胃潰瘍を発症する危険性が高く見られる、というものでした。潰瘍は、食物を分解するための胃液や酵素の過剰な生成によって多少なりとも引き起こされるので、これは納得できます。消化機能が活性化するのは、お腹がすいていて何か食べ物が欲しいときだけではありません。人によっては、好きな人や頼りにしている人から離れたり、恋しく思ったりするときにも活性化します。

オキシトシンと消化管機能

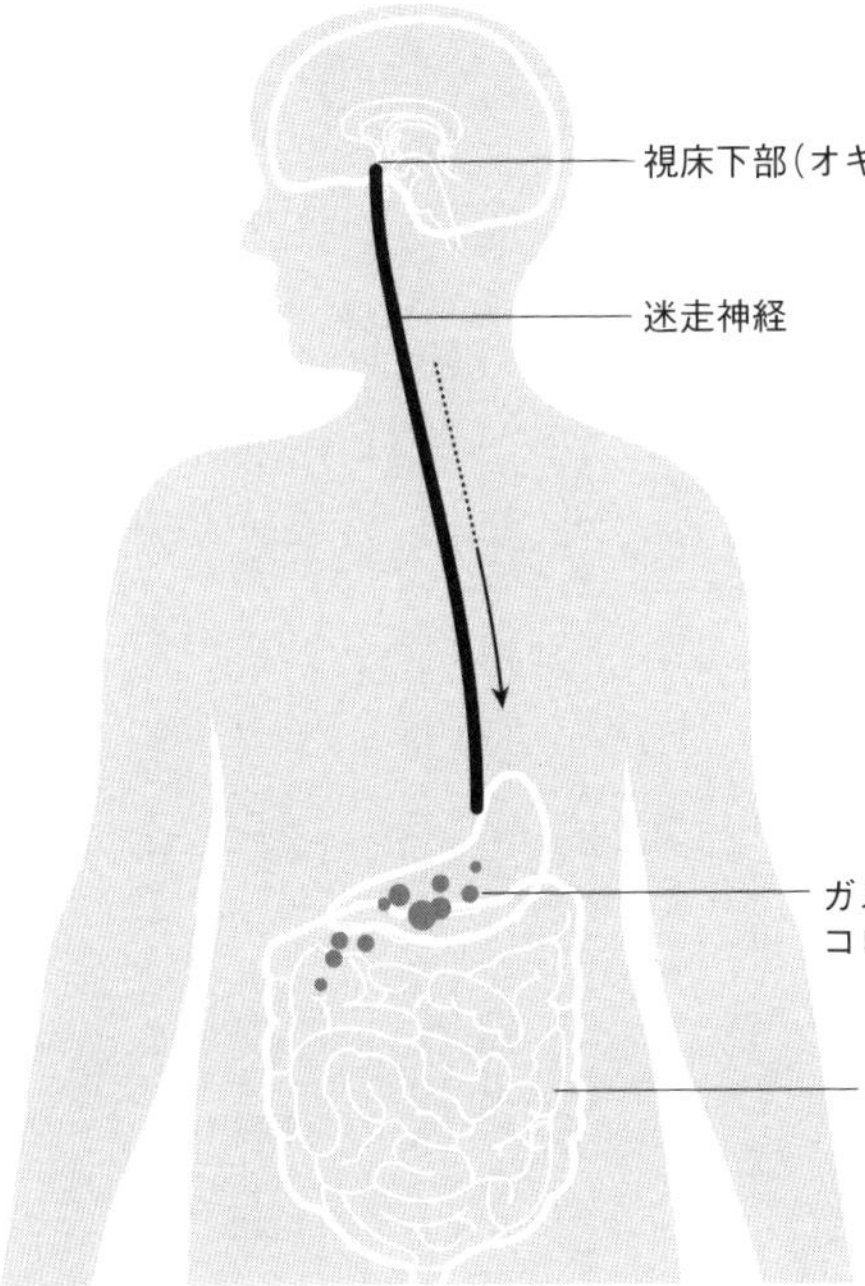

視床下部から出るオキシトシン神経は、脳幹における効果を介して、消化管の機能に影響する。例えば、消化管におけるガストリン、コレシストキニンといったホルモンの分泌である。ちなみに脳幹は、迷走神経の機能を下行迷走神経線維を介してコントロールする。

ホームシック時にガストリンのレベルが上昇し、次にこれにより胃液の産生が増加し、さらに食物を消化するために必要な酵素のレベルが上昇する可能性があります。結果として、胃の内壁が炎症を起こし、このことが食べ物でしか抑えられない一種の飢餓状態として捉えられてしまうのです。おそらく、潰瘍の形成の一因となる細菌であるピロリ菌が増殖するのは、空っぽの胃に胃液があるときです。ガストリンは胃酸分泌を刺激するホルモンなので、空腹時に高いガストリンレベルを持つことは適切ではありません。この観点から見ると、触れ合いや寄り添いがガストリンのレベルを下げる働きをするのは、さらに興味深いことです。

家にいるときは、愛する人からの寄り添いや触れ合いがすぐに得られます。これは、ガストリンのレベルを下げ、その結果消化管を保護する効果があります。この触れ合いの効果はさらに研究され、動物も人間もマッサージしてもらっているときは、同様にガストリンのレベルが低下することが実証されています。また別の研究は、ガストリンのレベルの低い人は不安度が低く、社会的能力が高いことを示しています。

ガストリンの高レベルが心配や不安に関連しているので、逆もまた当てはまります。ペンタガストリンと呼ばれる一種のガストリンを投与し、それが脳に入ると、パニック発作や不安を患うことがあります。ガストリンのレベルが高い人は、不安症のリスクや心筋梗塞の発症リスクの上昇が示されています。

まとめると、食事と食事の間はガストリンのレベルは低いほうが好ましい、ということです。そして、ガストリンのレベルは、触れ合いと寄り添いによって低く保たれている、ということです。脳内のオキシトシンレベルは、ボンディングと信頼感とともに、低レベルのガストリンと結びついています。すでに述べましたように、触れ合いと寄り添いはオキシトシンを放出する可能性があるのです。

これらの結果はさらに、脳内のオキシトシンレベルと消化管のホルモンのレベル、および消化管の良好な機能の間に、人との親しい関わり合いが存在することを支持しています。別の言い方をすると、胃腸の機能は人との親しい関わり合いによって改善される、ということです。寄り添いと幸福感の程度の測定として、消化管ホルモンのレベルを使えそうではありませんか。人を大事に思い、人とよい関わりを持つことは、消化管のホルモンと胃腸機能のレベルに反映されるというわけです。

第9章 ＊ 健康と長寿は寄り添いから

寄り添ってもらわなかったり、触れ合ってもらわなかったりすると、子どもたちの成長がうまく進まないことを知りました。愛をもらっていない子どもたちは期待どおりに成長せず、極端な場合には、死に至ることさえあります。その一方で、親と子の触れ合いと寄り添いは、早産児のような場合でも、成長と発達を高めることをすでに見てきました。

生涯を通して「つがい」で生活する哺乳類がいます。ハタネズミやサル、リスモドキとして知られるツパイなどです。これらの動物は連れ添うと、生涯一緒で離れません。連れ合いが死ぬと、その後を追うかのように、もう一方も死んでしまいます。したがって、これらのつがいにとって互いが仲間同士であり、一緒にいるということが生きていくうえで

第9章

❋

健康と長寿は寄り添いから

必要不可欠なのです。同じような現象が人間にもときどき見られます。連れ添った二人が立て続けに他界してしまうのです。あたかも二人が常に一緒であることで、人生の灯をともし続けてきたかのようです。

安定した良好な関わり合いが大人の健康にもよいことを示すいくつかの研究がありますﾟうつ病、不安障害、心血管疾患など、特定の種類の病気を発症するリスクは、夫婦で暮らす場合には低いのです。幸せな関係で、よい性生活をしている人は、同年代の他の男女よりも若く見えます。これらの相関性は、女性よりも男性に見られるようです。したがって、男性が一人で生活するのはいささか危険と言えましょう。多くの男性は、このことを自然に分かっており、連れ合いとの死別後まもなく新しい関係を始めます。一方で女性は、男性に比べて、特別なパートナーなしでうまくやっていけるようです。おそらくこれは、女性のほうが頻繁に両親や子どもや友人など、複数の親しい関わり合いがあるからでしょう。

もちろん、女性にとっても二人揃って生活することは健康のために重要です。ただし、この関係が良好である場合にのみ有益であることが分かっています。スウェーデンの研究者クリスティーナ・オルト＝ゴメルによると、自分たちの関係に危険と恐怖を感じる女性たちは心血管疾患を発症するリスクが高まる、ということです。つまり、重要なのは関係の存在それ自体だけでなくその質もだ、ということです。

良好な関わり合いは健康の秘訣

本書の初めに戻って、親と新生児の関係で何が起こるのかを思い出してみましょう。そこでは、早期接触が大人と子どもの両方の社会性を高め、互いがよい気持ちになるという結論を得ました。交感神経系の活動は静まり、そのために血圧が下がります。そして、HPA軸の活性が低下するので、ストレスホルモンであるコルチゾールの濃度が低く抑えられます。同時に、消化吸収、栄養摂取と、癒しと成長に関与しているシステムはすべて、迷走神経と副交感神経系の活性化により改善されます。このようにして、体と脳の両方が影響を受け、効果はすべてもちろん健康によいです。緊張とストレスに結びつくシステムの活動を抑えて、回復と癒しのプロセスを扱うシステムの活動を刺激するのは、健康によいことです。これらのすべての効果は、親と子の寄り添いによって作り出されるオキシトシンの放出に関連しています。

ストレス病は寄り添いで防げる

心血管疾患は、ストレスと交感神経系の活性上昇に関連していることがよくあります。

第９章

健康と長寿は寄り添いから

成長を促し癒しを与える

親しく寄り添うことに関連づけられる病気発症軽減効果は、ストレスレベルの減少に起因する可能性がありますが、明らかにまた、癒しに対処するシステムの活性化にも関連づけることができます。これを念頭に置くと、親しさがオキシトシンの放出を促進するわけですから、親しく寄り添い関わり合うことが健康のためによいというのは、非常に理に適います。

どのようにオキシトシンがＨＰＡ軸の活動を抑え、そのためにコルチゾールのレベルを下げるだけでなく、血圧と心拍数低下につながる循環器系の活動をも抑えることができるのか、すでに説明しました。最近では、アテローム性動脈硬化を起こすと考えられている血管壁の炎症も、オキシトシンによって防げることが示されているのです。

栄養摂取、成長および癒しもオキシトシンから恩恵を受けています。これは多方面で起こります。例えば、消化管の活動や副交感神経系の活動が強化されます。また、継続的にオキシトシンにさらされている人は、ストレスに苦しむことが減るばかりでなく、回復と修復の能力が向上する、ということもあります。これらの効果は、良好な関わり合いが健康に結びついている理由の一つかもしれません。

オキシトシンは、交感神経系の活動を抑制し体内の副交感神経系の活性を高めることと並んで、覚醒、ストレスと攻撃、および成長、学習と記憶のそれぞれに関連した脳内のさまざまなシステムにも同じように影響します。

前述のように、寄り添いの効果、すなわち触れ合いと温もりと抱きしめの影響は、先ほど述べた反応およびオキシトシンの放出につながる感覚神経の活発化に依存しています。明らかに、他の感覚からの肯定的な信号を含んでいるこれらの寄り添い反応は、人が気持ちよく顔を合わせるたびに、多少程度に違いがあっても生涯を通して繰り返し現れる反応です。

時間が経つにつれて、会うたびごとに誘発される短期的な効果は、前述した長期的な変化になっていきます。このときまでには、オキシトシンは他の伝達系システムの活性に長期的影響を及ぼすようになっています。例えば、オキシトシンをラットに数回注射すると、投与から数週間、血圧もストレスホルモンのレベルも下げることができます。また、今まで見てきたように、複数の子どもを出産した女性は、ストレス関連の疾患（例えば高血圧や二型糖尿病など）に対して、長期間にわたりオキシトシンの影響を受けているため保護されています。これは、人との良好な関わり合いが病気から守ってくれるのとまったく同じメカニズムです。なぜなら、好きな人と一緒にいると、オキシトシン放出、ならびにそれに関わる反応が絶えず誘発されるからです。

私たち人間はもちろん、直接触れ合うことがなくても、同様に肯定的に反応することができます。それはまるで、ある人のことが好きで、信じていて、信頼しているというだけで、オキシトシンに媒介される効果のパターンが生まれてくるかのようです。

これはあたかも「内なる触れ合い」のようです。すなわち、温もりと愛の感覚と経験が、直接の触れ合いや温もりが生理学的なメカニズムを通して生み出すのと同じ心理学的効果を生み出すのです。良好な関係を有する人は血圧が低く、血圧がオキシトシンレベルと関連していることを示す研究もあります。

早期の寄り添いと成人の健康

生まれたばかりの赤ちゃんに多めに触れてあげたりオキシトシンを投与したりすると、持続的な効果が得られます。出生後の触れ合いと温もりと寄り添いのおかげで、いかにラットに社会性が生まれ穏やかになるか、すでに説明しました。そしてそのようなラットは、十分に触れ合ったりオキシトシンを投与したりしてもらわなかったラットと比較して、ストレスレベルも血圧も低くなるのです。生まれたばかりのラットの子にオキシトシンを投与すると、成体になったとき、高血圧にならず、穏やかになり、痛みに耐性が出来ます。

それだけではなく成長が速くなります。これらの結果から、オキシトシンは生まれたての時期に影響を与え、その効果はその後ずっと続く、ということが明らかです。効果が生涯続くのは、大人よりも生まれたての赤ちゃんのほうが、さまざまな刷り込みや学習、あるいはエピジェネティクスの影響を受けやすいからです。生まれたてのときにたくさん寄り添ってもらい触れ合ってもらったラットは、恐怖心が少なく社会的能力が増します。これは大人のラットの脳内のオキシトシンの活性化につながっています。脳内といっても、とくに扁桃体のことですが、そこは社会的相互作用および恐怖や不安を制御する重要な領域なのです。つまり、ラットの母親が自分の赤ちゃんを舐めるときに、赤ちゃんのオキシトシン放出を刺激しているということです。マイアミ大学のニール・シュナイダーらは、赤ちゃんウサギと触れ合ったり、オキシトシンを投与したりすることで、どのように大人のウサギのアテローム性動脈硬化の発症が防げるかを研究しました。

まず、この実験では、赤ちゃんのときに脂肪を多く含むものを食べたウサギは大人になると動脈硬化が生じたのに対して、通常のものを食べたウサギには見られない、ということが明らかになりました。次に、脂肪の豊富なものを食べた赤ちゃんウサギが多めに触れ合ってもらった場合を試しました。すると、大きくなっても血管に変化が現れませんでした。赤ちゃんのときに多めにオキシトシンをもらった場合と同じ有益な効果が得られるのです。つまり、この実験結果から、赤ちゃんウサギはよく触れ合ってもらうと、内因性のオキシトシンを放出し動脈硬化を防げるということが分かったのです。

人間の場合、幼いときによく寄り添ってもらった子が大人になったとき、同じようにストレス関連の病気に一定の抵抗力を持つようになるのかどうかは、まだよくは知られていません。しかし、これはありえそうです。というのは、一歳前後の子どもたちの行動の研究から知られていることですが、生まれた直後に寄り添ってもらった場合、人とのコミュニケーション力が増し、ストレスにうまく対処することができるのです。さらに、この真逆のことが判明しています。母親が妊娠中にストレスにさらされた子は、高血圧や特定の心血管疾患や糖尿病などを発症するリスクが高まるのです。幼い頃に親と離ればなれになった子どもたちの多くが、大人になったとき、不安や抑うつのリスクが高まっています。逆に言えば、幼少期にストレスがなければこんな病気にかからなくて済む、ということです。しかしながら、これは真実の一面に過ぎません。というのは、この世に生を享けた早い時期にいっぱい寄り添ってもらうのは、さらにもう一歩踏み込んだ発達を促すようなのです。つまり、人とうまく関われるようになり、穏やかで落ち着き、リラックスした対話型の人間になる可能性が高いのです。言い換えれば、穏やかで互いがつながり合った状況がもっと強く現れるのです。

今まで見てきたように、生後数週間の寄り添いから恩恵を受けるのは子どもだけではありません。母親の心を落ち着かせる効果のほうも、非常に長く続き、その後の生活の中で母親自身を特定のストレス関連の病気から長期的に守ってくれさえするのです。前述のように、自分のおっぱいを与える女性は「用量依存」的に心筋梗塞や脳卒中や高血圧などの特定の心血管・脳血管疾患から保護されている、という臨床調査があります。

また、二型糖尿病（大人または高齢者で発生する糖尿病）からも、ある程度保護されています。授乳中の女性がこのように特定のストレス関連の病気から守られているのは、おそらく授乳中に繰り返されるオキシトシン放出のおかげです。結論として最も重要なのは、寄り添いと良好な関わり合いは一生涯私たちの健康に好影響を与え続ける、ということです。ただ、生まれたばかりの時期に寄り添ってもらうと、その効果はもっと強くなるのです。

イヌとオキシトシン

多くの人にとって重要であり、また健康にとっても重要であることが示されている関係は、最愛のペットとの関係です。イヌというのは、そもそもはオオカミの仲間ですが、人がイヌを飼う目的は数々あり、イヌが持つ多くの特性や能力に基づいています。動物の中でも人間を恐れないものを選んで、最終的に今日のよき友であるイヌに到達しました。人間が手なずける間に、イヌの風貌は変わりました。例えば、耳は垂れてきましたが、尾はその逆です。体毛は色を変え、斑点があるイヌも出てきました。おそらく顔も変わり、「赤ちゃん顔」になったことでしょう。たぶん、外見の変貌と人間に示す親しみのために、人間はイヌのことがこんなにも好きなのです。このような特性を求めて選別的に交配してきた結果、人が飼うイヌのオキシトシンシステムは高まったのです。こうして、人になつき人に優しい、人間の親友であるイヌが生まれたのではないでしょうか。これが理由で、私たちはイヌを恐れることもなく、よく知りもしないのについついイヌに近づいていくのではないでしょうか。間違いなく、ほとんどの飼い犬は撫でてもらったりハグしてもらったりするのが大好きです。オオカミだと考えられないことです。

イヌと人間が互いにどのように「波長を合わせる」ことができ、寄り添うことができるのかを示す無数の例があります。中でもいわゆる発作探知犬はよい例で、人間にとって大きな助けになるイヌです。発作探知犬とは、飼い主の血糖値が低下しすぎたり、てんかんの発作が現れてきたりすると、これを感知するように訓練されたイヌのことです。低血糖の場合には、発作探知犬は砂糖やお菓子の小さな袋を持ってきて、発作をくい止めることができます。てんかんの場合だと、発作探知犬はすぐさま、発作を起こした人が他の人たちに確実に対応してもらえるようにします。発作探知犬の働きには本当に驚きます。

イヌといる人は健康

今日、イヌを飼っている人たちのほうが、飼っていない人よりも、一般的に健康であることを示す文献が山ほどあります。まず、イヌを飼っているとさまざまな種類のストレスから守られます。心臓発作が起きた場合、イヌを飼っていない人に比べて、飼っている人のほうが予後がよいとの実証もあります。また、血圧も低くなります。

もちろん、イヌを飼っている人は、健康によい散歩をイヌとするのだから元気がよいのも当たり前だとお思いになるでしょう。たしかに一理あります。しかし、運動習慣を考慮した研究でさえ、イヌを飼っている人のほうがストレスレベルも特定の心臓疾患にかかるリスクも低い、ということを明らかにしています。したがって、単に積極的に運動する以上のことが、飼い主によい影響を及ぼしているのです。多くの研究が、動物、とりわけイヌを飼うことは人とうまく関わっていく能力のためにもよいことだ、と示しています。これは、子どもにとってはとても重要であり、肯定的に作用しうるものです。子どもの頃にイヌを飼ったことのある人は、大人になってもその恩恵を受けるでしょう。

健康に対する有益な効果や人とうまくコミュニケーションできる能力に対する有益な効果は、おそらくイヌと飼い主が互いに触れ合い、互いを好き合うことから出てくるものです。互いをよく分かり合っていると、ただイヌがそこにいるだけで人は穏やかになれるものです。イヌと飼い主が結びつくと、両者の絆がもたらす目には見えない糸を通して、互いによい影響を及ぼし合うのです。イヌは心身両面の寄り添いを通して飼い主に影響するというわけです。

私たちはこれまで、オキシトシンの効果がどのように存続し、繰り返し投与された後どのように長期的に作用するのかを見てきました。飼い主はたいていイヌと一緒なので、オキシトシンを少量ですが規則的にもらっていることになります。ですから、例の穏やかな落ち着き状態を慢性的に活性化しているのです。オキシトシンのこのような長期的効果こそ、健康促進効果をもたらす可能性がとても大きいと言えます。

イヌ以外の動物の場合はどうでしょう。不思議なことに、ネコを飼うとストレス解消になるとか、健康促進効果があるとか、今のところよく分かっていません。たぶん、ネコはイヌほどには人間と密接な関係になかなか入ってきませんし、どちらかというとネコはやや離れたところにいるからでしょう。しかし、実際は、単にネコの飼い主がイヌの飼い主ほどには研究されていないため、潜在的なよい影響が見逃されている可能性があります。

イヌはセラピスト

動物たちは人間に有益な効果があるので、医療の分野で多く使用されています。ネコやイヌがいると周りはうれしく楽しくなります。高齢者たちも刺激され、もっと体を動かしたり、もっと何にでも積極的になったりします。例えば、高齢者用のホームや精神を患っている人たちの施設で、ネコもイヌもとても高く評価されています。イヌが老人ホームにやってきて、薬物療法の代わりを務めるというのもありです。というのは、イヌは高齢者たちの気持ちを楽しくし、攻撃性を弱めるのではないかと思われるからです。とくに認知症に苦しんでいる高齢者の場合です。しかし、これはまだはっきりしません。ただ、もしもそうだとすれば、医療分野でイヌを利用するのも、ひょっとして有益かもしれません。

場所によっては、イヌはまた、セラピストとして、とくに子どもを治療するセラピストとしても活用されます。イヌが存在することで、困難な状況や関係を解決できることがあります。イヌがいてくれると、厄介なこともずっと話しやすくなるような感じがするのです。これは、一つにはイヌは静かで忠実で決して無駄口をたたいたりしないからです。つまり、イヌのおかげで、人はなかなか口に出せないことが言いやすくなります。人は、一人のときでもあるいはだれかと一緒でも、自分が抱えていることが話せないものです。イヌには人の心を穏やかにする効果があります。これは、部屋にイヌがいると子どもたちは宿題によく集中できることから分かります。こういったすべての効果は、イヌとのさまざまな関わりに応じて、人間がオキシトシンを放出することに結びつけられてよいでしょう。

ウシも人の健康に一役買う

多くの点で、家畜は、人が元気を取り戻して健康を回復するのに役立ちます。農場にいて家畜を世話することからも、寄り添いの機会が生まれたり、ある種の関わり合いの経験が生まれたりします。ヨーロッパの多くの地域で、疲れて落ち込んで不安がっている人たちが農家の家畜と一緒に時間を過ごすのはよくあることです。ノルウェーのベンテ・バルイェットとビャーネ・ブローストッドが、精神的に病んでいる人が農場で動物と一緒に週に何回か午後を過ごすことができると、気持ちがよくなり穏やかになることを明らかにしています。

第1章で説明したように、ウシは搾乳されたり出産したりするときに、自然にオキシトシンのレベルが高くなるので、牛舎の他のウシたちへの鎮静効果を持っているように思えます。また、酪農家の家で育った人たちからも、ウシが人の心を穏やかにする経験談をたくさん耳にします。コリック発作を起こした赤ちゃんを、牛舎の中で一番静かで落ち着いたウシのところに連れていくと、痛みが止まり、赤ちゃんは穏やかになったということです。たぶん、定期的に搾乳されるウシはオキシトシンにあふれていて、私たち人間にも有効な香りを出しているのではないでしょうか。ひょっとして、空気中を伝播する情報は、勉強をたくさんしてきた知性あふれる現代人にとってよりも、太古の昔の人間にとってのほうが大事だったのでしょうか。それとも、私たち人間は思っている以上に、いまだにフェロモンによって影響されているのでしょうか。私たちが何も分かっていないだけなのです。

イヌも人といれば健康

本書は人間の視点から書かれているため、人とイヌの寄り添いの重要性を人間の立場から強調してきました。とくに飼い主の観点から見てきました。しかし、イヌなどの動物たちにとっても、よい気持ちになることは同じく重要です。イヌだって気持ちよくなって、何も悪いわけがないのです。心身両面で親密な触れ合いを伴う関わり合いというものは、両方向で作用します。実際には、イヌだけでなくウシも、自分たちが恐れを感じない人間に撫でられたり触れられたりすることで穏やかになれるのです。イヌやウシの反応は私たち人間とまったく同じです。つまり、心拍数と血圧が低下し、加えてストレスホルモンのコルチゾールのレベルが低下します。イヌの場合はオキシトシンのレベルも上昇します。他の動物種の場合どうなるかは、まだよく分かっていません。

ストレスレベルを下げる

これは、イヌや他の多くの動物も、自分と同じ種からだけでなく、私たち人間からも寄り添いと触れ合いの恩恵をおそらく受けている、ということです。この点では、すべての哺乳類は同じなのです。

オキシトシンとマッサージ

生まれたばかりの頃の寄り添いと触れ合いはたしかに極めて重要ですが、その必要性はその後生きている間ずっと続きます。そしてもちろん、ほとんどの人は、最も近くて最も大切な人から寄り添いと触れ合いをもらいます。しかし、多くの人々が一人で暮らす個人主義で何かと慌ただしい私たちの世界では、おそらく「触れ合い出納帳」に赤字が出ています。触れ合いが潜在的に欠如していることの一つの現れは、人々がこの損失や不在を補うための方法をあれこれ模索していることに見られます。例えば、現代社会でさまざまな形態のマッサージやタッチセラピーの需要が高いのは、この現れです。いろいろなタイプのタッチとマッサージが自分たちを気持ちよくしてくれるということを見つけ出したのです。

今日、マッサージには多くの有益な効果があることを示す科学的研究が多数あります。マイアミにあるタッチ研究所の教授ティファニー・フィールドは、その効果を実証する画期的な貢献をしました。研究の始まりは、早産児がマッサージを受ければ速く成長し、短い時間で退院できることを示したことでした。その後、老若男女問わず、健康な人と種々の病気を持つ人を対象にさまざまな研究を行っています。結論は、マッサージは不安やストレスや抑うつを緩和する、というものです。マッサージはまた、幸福感を生み出し集中力や学習能力を向上させ、人との関わりを高めます。

マッサージやタッチセラピーには多くの種類があります。古典的なマッサージが筋肉を揉みほぐすのに対して、タッチセラピーの治療では皮膚に重点を置きます。タッチセラピー（例えば、触覚刺激、タッチまたはソフトマッサージ）には、全身を撫でるものもあれば、ローゼンメソッド（理学療法士マリオン・ローゼンによって開発された技術）のように、リラクゼーションを誘発するために施す、もっと局所的に軽くタッチし、とくに呼吸に影響を与える筋肉をリラックスさせるものもあります。

それぞれの治療法が、だれに対してもまったく同じ効果を生んだりはしません。効果は、提供される治療法しだいという部分があります。ほとんどの場合、効果が最もはっきりするのは、何か不足している場合か、体調がすぐれない場合です。ですから、マッサージや

第9章

❋

健康と長寿は寄り添いから

タッチが生み出す効果は、治療を受けている人の特定のニーズしだいだという面があります。ある人たちにとっては、筋肉を強く揉んでもらって、筋肉をリラックスさせ、血液の循環を促進することが大事になります。こういう人たちは、筋肉をマッサージしてもらうと、当然ながら筋肉に効果を感じますが、治療の結果としては穏やかさが増したり幸福感を味わうことになります。

また他の人たちは、たぶんとくに高齢者たちですが、タッチ不足に苦しむことがよくあります。こういう人たちには、皮膚を柔らかく刺激してもらう経験が重要です。多くの研究で、高齢者が気持ちよく感じるのはさまざまな形のタッチセラピーを受けたときだ、ということが示されています。タッチセラピーを受けると高齢者たちは穏やかになり、よく眠れるようになります。さらに、スタッフとの関係が改善され、徐々に生活の質もよくなります。乳児のマッサージの場合、その目的は、何よりも親と子との触れ合いを増やし、子どもの中に穏やかさと調和を作り出すことです。

タッチが快適として知覚されたり、よい効果をもたらしたりするために必要なことは、自分が知っていて気に入っているだれかとか、または何か他の理由で受け入れられるだれかに触れてもらうことです。また、治療を提供する人の態度が非常に重要であることもますます明らかになっています。つまり、セラピストが敬意をもって患者を扱うことが不可欠なのです。まず、治療は柔らかくて温かい手で行います。また、治療を施す人は心こにあらずではいけません。善意を持って治療にのぞみます。とにかく、柔らかくて温かい手で触るのと、冷たくて硬い手で触るのとでは大きな違いがあります。冷たくて硬い手で触ったり、ぼーっとして関心がない態度だったりでは、よい結果など出るわけもありません。最悪の場合、治療のはずがストレスになってしまう恐れがあります。これは治療を受ける側にとって、非常に不快かつ喜ばしくない経験になってしまいます。

触れ合いが好きでない人もいる

また、全体的に見ると、触れ合うのは好きではないという人たちも多くいます。そういう人たちの中には、以前に触れ合うことで嫌な経験をした人もいます。こういう人たちにとっては、その忘れていた不愉快な記憶が、触れ合うことと関連して表面化する恐れがあります。そして、そういう状況では、穏やかさや安らぎではなくストレス反応や防衛反応が誘発されてしまいます。このような反応は無意識のレベルで起こるので、克服することは非常に困難です。

また一部の人たちは、触れ合うことを先天的に受けつけないらしく、過去の経験にかかわらず、触れ合い即不快と思ってしまいます。まるで触れ合うことは、人をじわじわチクチク苦しめることであるかのように思っているのです。そういう人たちは、ある特定のタイプの服を着ると生地から刺激を受けるので、その服は身に着けがたいということさえあります。たぶん、さまざまな触れ合いと痛みを感じる神経との間に、ある種の「誤配線」があるせいなのでしょう。また、自閉症の特性を持つ人、つまり他の人との社会的な接点を持つのが難しい人が、同じく触れ合いで問題を抱えているのも珍しくありません。おそらく、これらの特性は関連しているのではないでしょうか。

マッサージと触れ合いの研究結果

以下は、さまざまな形態のマッサージやタッチが用いられた広範囲な研究の結果であり、治療目的と観察された治療結果も多岐にわたっています。

託児所でのマッサージ効果

ウプサラ大学病院神経科学科の教授アン＝リース・フォン・クノーリングが指導し、託児所で実施された研究では、マッサージがどのように子どもたちの行動に影響を与えるかを調べました。予備観察では、マッサージを受けた子どものほうが穏やかになり、人の中で自分の役割をよく果たすようになりました。調査では、マッサージはスタッフのだれかが日中の休み時間の一〇分間を利用して行いました。マッサージは特定のスケジュールに従って行われ、研究に参加したスタッフはすべて、ストックホルムのアクセルソンの体操研究所で使用されていたものと同じマッサージのテクニックを使用するように教育を受けていました。もちろん、子どもたちは、調査に参加するかどうかは自分で決めました。マッサージの効果が評価できるように、対照群として、マッサージがまだ導入されていなかった精神科にいる子どもたちも調べられました。スタッフも両親もマッサージ療法の効果を評価するのに協力しました。

評価では、最初はマッサージを受けた子どもたちと受けなかった子どもたちの間に違いはないようでした。しかし、両方のグループの中で最もやんちゃで落ち着きのない子を選んで調べると、半年後に違いが見られました。マッサージを受けた子どもたちは、対照群の子どもたちと比べて穏やかになっていたのです。マッサージ効果はその後も続き、一二か月経っても改善がありました。最も顕著だったのは、マッサージを受けることで、非常に不安定だった男の子たちの攻撃的振る舞いが抑制されていたことです。同時に、他の人と一緒にいる中でうまくやっていける能力が高まり、けがも減っていました。親とスタッフは、評価面で全員が同意見でした。肯定的な効果は精神科内に広がりました。グループ内の子どもたちは適切に自分の役割を果たすようになり、スタッフの満足度も上がりました。これはどこか聞き覚えがありませんか。攻撃性が減り、人との関わり合いが増えるのは、まさにオキシトシン効果の増加の典型的な現れそのものではありませんか。

第9章

健康と長寿は寄り添いから

人間同士の関わりを構築する

悩める女性とタッチセラピー

女性を対象とした指先タッチ、いわゆるタクティールマッサージ（手を使って一〇分間程度、相手の背中や手足を「押す」のではなく、やわらかく包み込むように触れるマッサージ）の研究もあります。これはスウェーデンのリンシェーピングにある治療クリニックで実施され、生活に問題を抱える若い女性のグループが対象でした。女性たちは成人でしたが、たいていは仕事がない状態でした。長年にわたって有能な心理学者や社会学者からカウンセリングを受けていたため、生活は多少は機能していました。

その女性たちの一部は、通常のカウンセリングに加えて、訓練されたタッチセラピストから数週間にわたってタクティールマッサージの治療を受けました。そして「タッチサプリメント」の処方を受けた女性たちが前向きに変わったことが判明したのです。全員気分が晴れ、自尊心が高まりました。活発さのない今までの生活に変化を加えることが多くなりました。ある者は仕事に応募し、またある者は以前とはまったく違って外見に気をつかうようになりました。簡単に言うと、社交的になったのです。

最も興味深い発見は、肯定的な変化はこのタッチトリートメントが終了したときにとどまらなかった、ということです。このセラピーを受けた女性たちは、その後非常に長い間、良好な状態が続いたのでした。多くが自ら進んで、何か他のタッチセラピーを始めました。この女性たちはただ気持ちがよくなっただけではありません。より活動的になり、外の世界について好奇心が旺盛になったのです。

子どもとタッチセラピー

また、重症心身障害児についてタクティールケアの研究もあります。この治療法は、ただ手で触れてマッサージするだけではなく、セラピストが「心にタッチ」する療法です。つまり、人に優しく人を尊重するやり方です。

対象となったのは、病棟暮らしの子どもか、またはスウェーデンのヨーテボリにあるブラッケ・ディアコニ介護団体の重症心身障害児のための養護施設の子どもたちでした。そして、それぞれ個人アシスタントから治療を一〇回ほど受けました。たいていの場合、この障害児たちは治療が気に入っていました。治療を受けているときはリラックスでき楽しかったのです。しかし、おそらく治療の最もはっきりと目に見える結果は、個人アシスタントとの関係がとてもよくなったことでした。この子たちは話すことができませんでしたが、タッチを十分にもらった後では別のいろいろな方法でコミュニケーションをとるようになりました。微笑むことが多くなり、個人アシスタントとよく目を合わすようになり、自分にできる手段を用いて、考えや気持ちを伝えようとするようになったのです。中には、マッサージをお返ししてあげようとする子もいました。この子たちの多くは、両親と家にいるときや学校でも、人との関わり合いが率先的になりました。

しかし、その効果は一方向的ではなかったのです。スタッフのほうも、子どもたちとの関係が深まっていたし、はるかに愛情が深くなったと感想を述べたのです。この効果は絶大だったので、その子たちが生活したり時間を過ごしたりする同じ病棟の他のスタッフにも広がっていきました。そして、どのスタッフも仕事や共同作業というものをもっと肯定的に感じるようになったのです。この労働環境へのプラス効果はまた、グループレベルでのオキシトシン効果とも見なすことができます。

ここでもまた、人と人が互いに触れ合うことで放出されるオキシトシンが、双方のコミュニケーション能力とコミュニケーション欲求を高め、さらには、双方の愛情のある結びつきを深めるのに貢献したと言えるのではないでしょうか。というのは、得られたこれらの効果は、早期の寄り添いが多かった母子間で築かれるボンディングに似ているからです。

ローゼンメソッド

ローゼンメソッドは、理学療法士マリオン・ローゼンによって開発されたタッチセラピーです。マリオン・ローゼンは、ドイツで生まれましたが、第二次世界大戦前、スウェーデンに移り、理学療法士になるために勉強しました。のちにアメリカのバークレーに渡り、そこに長年住みました。ローゼンは、人の体は私たちが認識している以上にはるかに多くのことを記憶にとどめる、と言います。つまり、特定の筋肉の小さな収縮は、その人が負った心の傷の経験を思い出さないように抑圧することに関連がある、と言うのです。ローゼンメソッドのセラピストは、筋肉をリラックスさせるために非常に軽いタッチを用いて施術を行います。これには呼吸が自由で楽になる筋肉が含まれています。こうすることで、施術中、患者は以前に経験したものの抑圧してきた出来事に気づける可能性が出てきます。抑圧されていた記憶が意識化されると、もっと上手にそういう記憶に対処できます。今まで閉ざしていたものから解放され、前に進めるからです。ローゼンメソッドは、このように主に心理的発達に重点を置いたタッチセラピーです。

スウェーデンのローゼンセラピストであるアンニカ・ミンベイたちは、戦争に引き裂かれたボスニアで現在ローゼンメソッドを使用しています。ローゼンメソッドのコースを提供し、戦争中に心の傷となった出来事を経験している人たちの治療に当たっているのです。温かいタッチと、さらには治療の後に続くセラピストたちの優しく支え包んでくれるような療法を通して、治療を受ける人たちは恐ろしい経験を思い出せるようになります。このように、辛い経験をした人たちは、温かくて安全な環境で記憶を意識化することで、その忌まわしい思い出の姿を変え、心が解放されるのです。このローゼンメソッドは、何が最も素晴らしいかというと、個人のレベルで肯定的な効果を持つだけではなく、異なる人種や宗教の人たちの間の和解を可能にすることです。戦争の影響を受けた人はそれぞれ、忌まわしい記憶や悪事にもはや支配されないので、復讐のための欲求から解放されるだけでなく、恐怖からも解放されます。この解放のおかげで前へと進んでいくことができ、民族集団や宗教の内外に新たな社会的なつながりを作り出すことができます。恐怖心と攻撃性の束縛から自由になり互いの信頼感が芽生えると、人はともに生きていくことができます。このことは、治療する者とされる者とが異なる民族や宗教、言い換えれば元敵同士である場合に、とくに明確になります。ローゼンメソッドがこのような場合に用いられると、タッチセラピーを施すことで抑えつけられていた記憶が解放され、新しい方向づけが容易になるとともに、オキシトシンの穏やかで安らぎを生む効果が出やすくなります。

もし現在進行中のローゼンメソッドの効果を立証するための研究が肯定的結果を出せば、ローゼンメソッドは、たぶん他のタッチセラピーもですが、種々の問題や人の間で起こる衝突を解決する重要な道具になるでしょう。ただし、正しく判断され、理解され、大事にされて用いられたならばの話です。

マッサージやタッチセラピーの働き

マッサージやタッチセラピーにはいろいろなタイプがあるものの、その効果に大きな違いがないのは、手が共通の道具だからです。筋肉を強くマッサージする古典的なものでも、純粋なタッチセラピーでも、とても軽くタッチし筋肉をほぐすローゼンメソッドでも、どれも手が伝える温かさとタッチが治療の一部であることに変わりはありません。そして、この温かさとタッチが、とくに脳内のオキシトシンシステムを活性化するのです。この時点で、親と子が寄り添っているときと同様に、ストレス反応が弱まる一方で人との関わり合いや穏やかさが増してきます。

マッサージを受けた人の血中でオキシトシンレベルが短期間で上昇することを示す科学的研究があります。ところが、マッサージ関連の効果が発揮されている人間の脳内のオキシトシン量を測定することは容易ではありません。とはいうものの、マッサージの結果、オキシトシンが血中に放出されるという事実、および典型的なオキシトシン効果のパターンが誘発されるという事実から、オキシトシンがマッサージや他のタッチセラピーの効果の重要な調整役を演じているのは間違いありません。

タッチは、他の多くの補完代替療法の一部でもあります。これらの治療が有効かどうかについて白熱した討論が今日あります。例えば、サイモン・シンとエツァート・エルンストが著した『Trick or Treatment（おまじない、それとも治療）』という本を読むと、マッサージ以外の治療は何もかもいかさまだ、と言っている感じがしてきます。著者たちがこんなにも強く言うのは、鍼治療やホメオパシーが対照治療と比べ、効果がいささかなりともあるということを示せる科学研究が今まで一切ないからです。

これらの補完代替治療の効果を説明するための初期の説明モデルは、そういう効果はありそうもない、として受け入れられませんでした。それはそうかもしれませんが、すべての患者は、実験群で積極的に治療されようが、または対照群の一部であろうが、セラピストと密接に触れ合っていることは同じです。両群とも抱えている問題やライフスタイルについて、セラピストが初めに会ったときに丁寧に詳しく聞いてくれ、その聞き出したいろいろな懸念や心配事を真剣に受け止めてくれます。たいていの場合、治療には、さまざまなセラピーが入っているので、治療を受ける人は繰り返しセラピストと会うことが多くなります。

鍼治療に関して言うと、セラピストが針を挿入したときに皮膚の接触としての重要な要素があり、挿入されている間、「タッチ」は続いているのです。新しい対照研究では、針を皮膚にさほど深く挿入しない種類の鍼治療も、もっと深く挿入した針と同等の効果を生み出す、ということが分かっています。これが示唆するのは、皮膚との接触、言い換えればセラピストからのタッチや鍼からのタッチこそが治療効果を生み出している、ということです。

さらに、鍼灸師、整骨医、カイロプラクターおよび代替治療の施術者たちは、それぞれに特有のプラス効果を生み出すことができます。ただ、どうしてもその効果は、科学的な研究では捉えがたいところがあります。しかし、それらはすべて、皮膚のタッチが重要な要素であるという点で一致しています。逆に言えば、手を用いて施術をしているのに、タッチ効果が誘発されないなんてことはありえないということです。つまり、マッサージやタッチだけでなく、先に述べた鍼灸などすべての治療法は、タッチによるオキシトシン効果をある程度はもたらすのです。すなわち、ストレスの軽減や痛みの軽減、体内の治癒メカニズムの刺激などの効果が出てくるのです。また、セラピストは患者から信頼されればオキシトシンを放出し、ひいては治癒力を高める「信頼チャンネル」を築き上げます。こうして、セラピストは患者の信頼を獲得するのです。

第10章

＊

オキシトシン遺産

第10章 ＊ オキシトシン遺産

私たち人間は、他の哺乳動物に比べてはるかに発達した大脳皮質を持っているという意味で、すべての哺乳類の中で最も発達しています。脳の前頭葉のおかげで、私たちは頭の中で計画したり、関連づけたり、創造したりすることができます。他の哺乳類では、身体のプロセスだけでなく、行動やさまざまな形態の関わり合いも、主に脳の古い部分の無意識の働きを介して制御されています。

本書の重要なメッセージは、人と人の関わり合いである人間関係にさえ、哺乳動物の遺産に帰することができる要素が含まれているということです。人に夢中になり、人を愛することは幸せを生みます。そしてまた、ものすごい力と結びつくこともあります。その力には、痛みを伴いながらもなんとか抑えなければならない嫉妬心もあれば、復讐心などもあります。

重要なのにさほど考慮されることのなかったもう一つの側面は、人と人との関わり合いを作り上げ長く続かせるメカニズムは、哺乳類である私たちが受け継いでいる遺産なのだ、ということです。人と人との関わり合いを考えると、二者間の場合には、例えば、親子や夫妻あるいは恋愛中のカップルなどがあります。また三者以上の場合には、家族関係や職場関係などがあります。違いはいろいろあったとしても、これら人と人とのさまざまな関わり合いには共通点があります。

ある一つの関わり合いが生まれるには、まず何らかの方法で相手に近づく必要があります。近づくためには、その相手のことを恐れないことが必要となります。次にその人のことをその人だと認識できるようになる必要があります。さまざまな種類の関わりで互いに寄り添っている間に、脳の報酬系が働き、ストレスと緊張は軽減します。しばらくすると、これらの反応は自動的にその相手と結びつき、その人が一緒にいるだけで、よい反応が誘発されるようになります。その際、識別は、嗅覚、聴覚および視覚を介して行われます。中でも視覚は人間の場合、最も一般的なものです。でもプラスの効果はいつまでも続かず、互いに離ればなれになってしまうと消えてしまいます。このような場合、脳の報酬系内だけではなく、穏やかさや安らぎやリラックスした状態を提供するメカニズム内の活動が弱まることで起こる「離脱症候群」の一形態も生むことになります。それによって、関わり合いを持つ者一人ひとりが、互いにもう一度向き合い、生じた不安、心配および緊張を和らげるのです。

もし相手が向き合ってこなければ、否定的感情はますます大きくなり、置いていかれた側はどんな手を使っても、いなくなった人を取り戻そうとします。ときには力ずくでそうしようとすることもあります。または仕方ないこととしてあきらめて、失った人を悼み悲しむこともあります。

オキシトシンは重要な鍵

人と人との関わり合いにおけるこれらの重要な側面は、化学的反応によって統制されています。本書の前半で説明したように、オキシトシンは私たち哺乳類の共通の遺産であり、人と人との関わり合いの構築とその維持にとって重要な役割を果たしています。オキシトシンは、関わりたいという気持ちを強くし、人を恐れる気持ちを弱くすることで個々の人を互いに近づける重要な機能を持っています。オキシトシンはまた、他の人の特徴（においや声や外観）の学習を容易にします。したがって、オキシトシンは、単に母性ホルモンであるだけでなく、はるかに広範囲な機能を持っています。

次に、オキシトシンは、人が互いに寄り添うと、幸福感やリラックス状態を生み出します。これはオキシトシンが脳の報酬系を活性化し、ストレスシステムの活動を抑制する働きによります。一定の時間が過ぎると、直接的な寄り添いは不要になります。つまり、相手の姿が見えたり、声が聞こえたりする必要はなくなるのです。これは最終的には相手の「心の中の姿」だけで十分に穏やかな気持ちになれるからです。オキシトシン関連効果が「間接的」刺激を通して誘発されている状態と言えます。

以前に持っていた人との関わり合い、そして現在持っている人との関わり合いは、よいものも悪いものもどちらもが将来の人との関わり合いに一定の影響をもたらします。今までに良好な関わり合いを持てていればいるほど、これから先も良好な関わり合いが持てる可能性が大きくなります。

私たちは、とりわけ幼少期の関わり合いに影響を受けます。幼い頃に離れればなれでいることが多ければ多いほど、大人になって人との関わり合いに恐れを抱きますし、離ればなれでいたということがますますつらく痛みを伴います。幼い頃に持った人との関わり合いが穏やかな落ち着きや信頼感を築くものであれば、大人になってからの関わり合いもそのような特徴を持つ可能性がますます高くなるものです。なぜなら、人との関わり合いがプラスの経験かマイナスの経験かで、ホルモンの作用に違いが生じるからです。早期の良好な関わり合いは、オキシトシンの作用を強化するのです。

関わり合いの欠如と薬物

人との良好な関わり合いの経験がなく、そのために他の人と関わるのが難しいと思う人たちはどうすればよいのでしょうか。たいていの場合、人生とは新しくよいことが起こると昔のことなど忘れてしまうものです。ですから、大丈夫です。でも、ある人たちにとってはそうもいかず、少し問題化します。

人間関係の問題に対する不幸にして破壊的な解決策は、さまざまなタイプの薬剤を服用することです。これが薬物乱用のほうに向く恐れがあることは、よく知られているところです。前述のように、オキシトシンは人との関わり合いに重要な役割を果たしています。脳の報酬系を活性化し、ストレスレベルを下げることによって、私たちを満足させ幸せにしてくれるのに役立ちます。しかしながら、オキシトシン以外でこの効果を得ようとする場合、ある一つの人間関係の中に入る勇気がなかったり、または構築できなかったりする人たちが自然にやってしまうことは何でしょうか。まずは飲酒です。でも他に、いろいろなタイプの薬物の服用があります。例えば、大麻やコカインやモルヒネ、あるいはアンフェタミン（覚醒剤）タイプの薬物です。これらの薬物には共通の一つの特徴があります。身体そのものの報酬系を活性化することです。ただし、オキシトシンに比べ、強力かつ不自然なやり方か、あるいは非生理学的なやり方で活性化するのです。ですから、薬物依存になりやすいのです。

すでに述べたように、さまざまな効果を持つ多くの種類の薬物があります。あるものは刺激特性があり、またあるものには鎮静特性があります。エクスタシーという薬物がありますが、これはとても人を高揚させ、この世界から境界線が消え、だれもが親しい友達だと思わせたりすることで知られている薬物です。新しい知見では、脳の報酬系を活性化するるので、「愛情ホルモン」であるオキシトシンはエクスタシーの効果連鎖の中の一つの輪である、ということが示されています。問題は、エクスタシーは危険であり、中毒性があり、報酬系に恒久的な損傷を引き起こす可能性があることです。

薬としてのオキシトシン

オキシトシンは、人間関係に問題を抱える人のための理想的な薬だと言ってよいのではないでしょうか。なんといっても、人の恐怖心をなくし、社会性と信頼感をもたらす物質ではありませんか。それに、人を気持ちよくし、穏やかでリラックスした健康な状態にしてくれる物質ではありませんか。ともかく、多くの人が人間関係に問題を抱えています。それは遺伝上の理由によることもあれば、初期の感染症の結果であったり、自閉症や他の人を極度に怖く思うトラウマ（対人恐怖症）の結果であったりと一様ではありません。

実は、オキシトシンの効能を活かす夢の薬は現実になっていて、すでに薬剤として利用されています。スウェーデンなど一部の国では、母乳育児をしている女性の射乳反射に問題があった場合、オキシトシンスプレーを用いるようになって久しいです。合成オキシトシンをひと嗅ぎすると、血液中のオキシトシンレベルが上がり射乳に至るのです。オキシトシンはまた、陣痛を誘発するときや陣痛が弱い場合、子宮の収縮を刺激するための薬として使用されます。ただし、これは点滴として投与されます。

授乳中にスプレーとして投与されたり、または陣痛中の点滴として投与されたりするオキシトシンは、化学的観点からすれば、人間を含む哺乳類の視床下部で産生されているオキシトシンとまったく同じものです。

内向性と自閉症に有効

オキシトシン剤が用いられる可能性がとても高いのは、不安の軽減のためです。とくに内気などの理由で他の人に恐怖心を抱く人たちに対してです。世界のいろいろな地域で研究が進み、オキシトシンがそのような人たちにとって有益な効果を実際に発揮しうることが明らかになってきています。

オキシトシンが社会的スキルを向上させる能力についても、自閉症の障害を持つ人たちを対象に研究されています。自閉症の人は、他の人がどう感じているのかを理解するのが難しく、また自分がどう感じるかを表現するのも苦手だったり、他の人を怖がったりします。現在進められている臨床試験では、鼻スプレーを介してオキシトシンが投与されると自閉症の人たちに好ましい効果があります。他の人の感情が上手に読めるようになり、恐れを抱くことが減るのです。オキシトシン効果が不安やストレスのレベルを下げたりアルコール乱用を減少させたりすることについての研究も現在進んでいます。

オキシトシン投与のあるべき姿

しかしながら、明らかにオキシトシンは錠剤での使用は不向きです。胃腸で分解されてしまうからです。ですから、錠剤だと非常に大量に必要となり、そのぶんコスト高になってしまいます。おそらくは、分子量を変更する必要があり、そうすることで胃や腸の中でも生き残れるのではないでしょうか。もう一つの可能性は、もちろん、前述のように鼻スプレーを使用することです。そして、最悪の場合は、オキシトシンを注射で投与するのもありです。

オキシトシン効果のある薬品

間接的にオキシトシンの効果を利用する薬がすでに幾つかあります。その一部は、統合失調症や不安症、およびうつ病の治療に使われる医薬品で、オキシトシン放出とオキシトシン効果を引き出す働きがあります。オキシトシン放出薬に含まれるのは、バリウムに似た医薬品と選択的セロトニン再取り込み阻害薬、いわゆるSSRIです。この薬物は恐怖心を軽減する一方で、人とうまく関わっていく能力、つまり社会的スキルを増大させます。統合失調症を治療するために使用される医薬品の一部もまた、オキシトシンレベルを上昇させ、とくに社会的スキルを向上させます。オキシトシンは、セロトニンやドーパミンのような他の神経伝達物質の放出に影響を与えます。これらの物質もまたオキシトシンの放出を促進するため、オキシトシンが先なのかこれら神経伝達物質のほうが先なのか言いがたいです。ともかく、オキシトシンは、これらの医薬品が引き起こす効果に非常に重要な役割を果たすことが示唆されています。

オキシトシン効果のある薬品の問題と危険

私が思うところ、オキシトシンの原則に基づいている薬品には問題があります。なぜなら、オキシトシンが人の行動に作用するのはとても深いところでですから、意識でコントロールできる範囲を超えています。オキシトシンがあると、穏やかで他者に恐怖心を抱かない人が出来ますが、それだけではなく信頼感の強い心の優しい人も出来ます。

一方で、オキシトシンに関連する効果は、オキシトシンを用いた治療を受けている人に深刻な問題を引き起こす可能性があります。例えば、間違った状況で人を信頼しきって気前よくなるのは、よろしいことだとは言えません。よい例は、第7章で説明したオキシトシンスプレーの実験です。実験では、オキシトシンスプレー投与を受けた男性たちは自分のチームメイトへの信頼度が高まり、投与を受けなかった人に比べ、コンピュータゲームに多くのお金を投資しました。この男性たちは実験の趣旨を聞かされた後、再度実験が実施されたときも、聞かされる前と同じように振る舞ったのでした。優しさや信頼というものは、常識や私たちの意識的な意思によって影響されることはないのです。人に優しすぎてよいとは限りません。のちに悔やむことになるかもしれないし、他の人にも利用される可能性があるからです。

オキシトシンの効果を高めるにはいくつかの方法があります。内因性オキシトシン分子は非常に短命です。その寿命は血液中では数分で、脳内では二〇分ぐらいです。これはおそらく自然のなせる業で、体内と脳内にはオキシトシンの影響に敏感なメカニズムがあるからです。にもかかわらず、速やかに分解されないオキシトシン分子を人工的に作り出す実験が行われていますが、そのようなオキシトシン分子がよいかどうかは議論を呼ぶところです。

もしも、オキシトシン分子が操作され、はるかに長持ちになるとどうなるでしょうか。だれにも分からないことですが、可能性としては、一つは自然のオキシトシンを与える場合よりも効果が強くなるということと、もう一つは誘発される効果は無意識のレベルで発生するので、個人が扱うのはさらに難しくなるだろうということが考えられます。願わくは、このような物質を、化粧品か何かのような軽い気持ちで健康な人に与えないで欲しいです。また、出産や母乳育児に関連しても絶対に与えて欲しくありません。母親と新生児の両方の社会的行動とストレス処理能力に及ぼす長期的な影響の可能性を考えるからです。もちろん、効果を高めたオキシトシン分子が、オキシトシンシステムが未発達だったり弱かったりする個人に投与された場合は、まったく別問題です。こういう場合はたいへん価値があるでしょう。

しかしながら、もちろん、体内の独自のオキシトシンを活かすことが一番です。それもいろいろなタイプの寄り添いや触れ合い、そしておそらくは人の温もりを通して自前のオキシトシン放出を活性化することです。自分自身のオキシトシンであれば過剰摂取はありえません。自然とはうまくしたもので、オキシトシンの短いパルス状の放出時に「報酬」と「撤退」のバランスをうまく保ちます。また、私たちのオキシトシンを増やしてくれる人は、大概は最も近くにいる最も大切な人ですから、当然その人を信頼しますし、心はおおらかに優しくなります。

オキシトシン遺産の継承と現代社会

哺乳類である私たちが継承している遺産には、オキシトシンシステムとそれに伴う影響が含まれています。そして、その影響は、私たちの社会的行動や私たちの幸福感や私たちの冷静さ、および私たちのストレス対処能力やさらには私たちの成長と癒しの能力などに及びます。オキシトシンの助けを借りて、親と子どもたちだけでなく、学校や職場で他の人たちと互いに関われる力を最適化しているのです。本書で先に説明したように、同様のメカニズムは、大小のグループがそれぞれバラバラにならないようにまとめるために働きます。違いは、個人間の結束の強さが、大きいグループのほうがはるかに希薄であるということです。

人は互いを認識し、一緒にいるのが好きで、グループが本来の姿で適切に機能していれば、穏やかになり人に信頼を寄せるようになります。気持ちよく健康であるために、一人の人間として、そして人と人の関わり合いにおいて、私たちにはオキシトシンが必要なのです。

一方で、社会もオキシトシンを必要とします。社会的観点からオキシトシン効果の影響範囲を議論しようとすれば、オキシトシンが社会的動物である私たち人類の結束に貢献するのは物理的近さよりは共通の価値観を通してなのだ、と言えそうです。オキシトシンが優勢になると、共同体意識と信頼感が生まれ、よって他者への理解が深まり、ひいては交渉および変更に対し開放的になります。オキシトシンは、解きがたい難題があればそれを無理に解こうとせずに、「気がきいたやり方」で上手に温めて溶かして解決するのです。

このことを分かりやすくするのは、スウェーデンのエルザ・ベスコフが書いたおとぎ話に出てくる絵です。ブルーという名の男が大きな分厚いコートをまとっている絵です。絵の下には「ブルーおじさんのコートを脱がせられるのはだれ？」との問いがあります。まず、強い風さんがコートを吹き飛ばしてやろうとします。でもうまくいきません。ブルーおじさんが胸元をグイッと手繰り寄せたからです。次にお日さまが出てきて、ブルーおじさんに暖かい日差しをいっぱい浴びせかけました。するとどうでしょう。ブルーおじさんは、暖かくなって気持ちよくなり、自分から大きくて分厚いコートを脱ぎました。

先に、ローゼンメソッドについて述べました。もともと敵同士だった者が仲直りをするのに、ローゼンメソッドがどのように用いられるかを説明しました。つまり、寄り添いと温もりによってオキシトシンが放出されると、寄り添った者同士が心の中に描く相手の姿と、その相手に対する反応に変化が生じうるというものでした。

オキシトシンレベルが高いと、社会的に肯定的な結果が生じる可能性は他にもあります。カリフォルニアの神経経済学者ポール・ザックを含む研究者たちは、オキシトシンは人と人との間の信頼を作り出すので、経済に肯定的な影響を及ぼしうる、と言っています。人々が互いを信頼すれば、他の会社にもっと投資し、もっと多くの契約に署名し、したがって経済成長を高めると想像できるからです。だれもが怖がって、ブルーおじさんのように自らのコートにしがみついていると、世界は停滞したままで成長は望めないでしょう。このポール・ザックらの理論は、互いに信頼し合っている国は、互いを信頼していない国に比べて経済状態がよいという土台に立っているのです。ただ、何事もほどほどに、と言いますから、あまりにお人よしもいけませんし、人の口車に乗るようであってもいけません。

また、良好な関わり合いは、多くの点で健康によいものです。そして何らかの肯定的な関わり合いはオキシトシンの放出を増加させるので、なおさらです。この結果として、ストレスと心血管疾患発症のリスクとのバランスをもっと上手に取れるようになります。先に説明したように胃腸も保護され、不安やうつ病を発症するリスクが減少します。癒しと回復のプロセスが加速され、学習能力が改善されます。これは、個人のレベルだけでなく社会全体でも明らかに好ましいことです。

人類のオキシトシン遺産スイッチは入っているか

これまでに示してきましたが、自分たちや家族のためだけでなく、地球上の私たち皆が平和で互いに調和して生活できるように、哺乳類として私たち人類が受け継いでいるオキシトシン遺産を守り、それを活かすことにもっと熱心でなければならないのです。にもかかわらず、今この大事な遺産の利用は巨大な圧力に押しつぶされそうになっています。

両親と赤ちゃんの寄り添いが、親子間のオキシトシンシステムの発達にプラス効果を及ぼすのは、出生時に始まります。それなのに、病院では出産後に母子を離すのが普通なので、この自然な触れ合いは世界の大部分で阻まれています。スウェーデンでは、親と赤ちゃんの寄り添いは取り戻しましたが、それでもまだ提供される医療介入のせいで、初期のオキシトシン関連の適応が妨げを受けています。

私たちは、妊婦が子を宿している間にどのように母性を育むのか、またオキシトシンの驚異的な増加を伴う出産がどのように母親の母性適応につながるのか、などを見てきました。出産の際、この「哺乳類の遺産」が活性化されるので、母親の社会的スキル、つまり人とうまく関わっていく能力が高まり、自分の赤ちゃんが発するサインに敏感になり、直感的にわが子をどう迎えればよいかが分かるのです。母親には愛情が湧き、すぐにわが子を抱き上げ、寄り添います。また穏やかにもなりますが、同時に、わが子を脅かしそうな状況になると警戒態勢になります。

母親と赤ちゃんが出産後の数時間に早期接触をすると、この最初の瞬間の愛が影響力を持ち、母子双方に多かれ少なかれプログラムとして組み込まれます。出産して一年経ったときに別々にしても大丈夫だったのは、初期の寄り添い経験のある母子でした。これは、寄り添い経験がなかった母子に比べ、互いによい触れ合いの経験を持ち、互いをよく理解していたからです。母親はわが子の要求に対する敏感度が上がっていましたし、赤ちゃんのほうも穏やかに落ち着く力やストレスを受けない力が強まっていました。このように、人と互いに関わり合ったり、穏やかになれたり、静かに安らげたりできる、これらオキシトシンを媒介とする影響が恒久的になるのは、学習を促進するさまざまなホルモン機構と神経機構が出産時とその直後に強化されるからなのです。

もちろん、現代のすべての母親にとって、出産後の早期接触を通してわが子へのよき自然なアプローチを見つけやすくなるのは、よいことです。今日、母親になったばかりなのに、ほとんどが自分自身の母親の近くや親戚の年上の女性の近くに住んでいることはめったにありません。ですから、私たちの「哺乳類の母性遺産」が今ほど重要なことはないのではないでしょうか。現代の多くの母親は、出産や母性について生の情報や体験を得にくい状況にあります。昔であれば、上の世代の女性から下の世代の女性に口伝えされ共有できたのです。

次世代にとっても重要なこと

人との関わり合いができる能力、すなわち社会的相互作用能力とストレスに対処できる能力は、出産に関連してオキシトシンが母子間で強化されますが、母親一人にとって意義があるだけでなく、将来の世代にとっても重要になりえます。

第2章で述べたラットの実験をじっくり検討し直してみてもよいでしょう。この実験で明らかになったことは、生まれてからの最初の一週間に母親から多くのタッチを受け大事に世話をしてもらったラットの子のほうが、大人になっておびえることが少なく、社会性が出て、ストレス耐性が増したということでした。これは、一匹のラットで見ると、オキシトシンシステムの活動が強化され、とりわけ特定の遺伝子が生後まもなく活性化されたので、効果が生涯を通して続いたということです。一方、ラットを世代という視点から見ると、最も重要な側面は、幼いときに特別に大事にしてもらったラットのほうが、大事にしてもらえなかったラットよりも親になったときに自分の子に親身になった、ということです。このように、良好な母親の資質は一つの世代から次の世代へと引き継がれていくのです。おそらく、生まれたばかりの早い時期にたくさん寄り添ってもらった赤ちゃんもまた、自分が親になったときに相互に関われる力である社会的相互作用能力が高まるのではないでしょうか。

オキシトシン効果が得られない現状

この観点からすると心配なのは、今日の出産のあり方と産婦に提供されている痛みの軽減のための数多くの医療技術です。これは出産時のオキシトシン放出に影響する恐れがあるからです。ひいては母親と子どもとの相互の接し合い方にも影響が出てくる恐れがあります。だからといって、帝王切開や硬膜外麻酔およびオキシトシン点滴で出産した女性に母親感情がなかったり、自らの子どもと相互に関わりを持てなかったりするということではありません。初産婦でない限り、最初の出産時に受けた刺激で子と関わるすべをすでに持ち合わせていると考えられるからです。また、たとえ初産婦であっても、母親感情は、とくに授乳時に赤ちゃんに寄り添っていると母親の脳内でオキシトシンが放出され、ちゃんと発達していくからです。

第10章

オキシトシン遺産

この面で啓発が進んでいるスウェーデンのような国では、出産後に母親がいつも赤ちゃんと寄り添うことになっています。また、寄り添いと母乳育児の重要性についても詳しく知られていて、長期産休が取れ、子どもと一緒に家にいられます。このような場合、出産時にオキシトシンが不足していても、おそらくそのマイナスの影響は打ち消されます。

しかし、母親が出産後に赤ちゃんと寄り添うことができず、母乳育児しないまますぐに仕事に戻る必要があるような国ではどうでしょうか。このような状況下では母親のタイプは違ってこないのでしょうか。そして、そのために長い目で見ると子どものタイプも違ってこないのでしょうか。このことは、よくよく考えるべきです。とくに多くの国で、帝王切開で出産したり、経腟分娩に関連して硬膜外麻酔やオキシトシン点滴をしたりするのがますます普通になってきているからです。

おそらく、社会的な側面でこそ、オキシトシン刺激の欠如がもたらす成り行きを検討するべきです。想像に難くないのは、将来、母性適応が弱まり、そのために人と関わり人を愛する能力、さらにはストレスや痛みの対処能力に影響が出てくる恐れです。こういった能力は出生時に「ツンツンとつつかれて（刺激を受けて）」赤ちゃんは合図をもらいます。しかしそれがないとなれば、一〇世代、一〇〇世代、一〇〇〇世代後の人類はいったいどうなるでしょうか。リスクとしては、人間のオキシトシンに関連する心理的能力や生理的能力が弱くなるということがあります。そうすると、人間性はどうなるのでしょうか。家族内で、職場で、一国の中で、そして国と国との間で、愛し合い協力することはできるのでしょうか。

今の世の中を考えたとき、自然が私たち人類に授けてくれているオキシトシンの素晴らしい力を出産時に活かさないなんてありえますか。

崩壊した大家族制

親子間の寄り添いは、生まれたての数年間が最大とは限りません。両方の親が働いていて、十分な時間が取れないこともあります。一般に、家族の役割の重要度が下がり、人は離ればなれでいるほうが今や普通です。これでは、種々の関わり合いに犠牲が伴います。多くの人々が、とくに大都会では、本当にそうしたいと思っているわけではないでしょうが、一人暮らしをしています。ともかく、家族は小さくなる傾向にあって、多くの人が老後を自宅で孤独に過ごすか、あるいは老人ホームで過ごします。

両親はもちろんのこと、祖父母や兄弟姉妹および親類の人たちというのは、いつの時代であれほとんどの人にとって生涯欠かすことのできない大切な存在でした。しかし、昨今のご時世では、祖父母や兄弟姉妹などの身内が一緒に住んでいる大家族は、ほとんど消えてしまいました。しばしば人々は、昔からある夫婦や核家族という形態以外の形で暮らさざるをえませんし、そういった場合に、生みの親の代わりに子どもを育てているのは保育士などの「継親」です。でも、子どもの心のセキュリティシステムというものは、触れ合ってくれる人が身内であろうがなかろうが、同じ一人かまたは複数の人と繰り返し触れ合うことで、時間をかけて発達していきます。大事なポイントは、その関わり合いがいつでもどこでも持てること、加えて一定して持てることの二つです。

物質的豊かさと寄り添い

こうなるとどうしても抱く疑問は、このような家族構成や生活様式の変化が現代人の幸福感や安心感に何らかの影響を与えてはいないか、ということです。現代人は生活水準が高いので、物が豊富で快適な生活を送っています。ほとんどの子どもたちは自分の寝室を持ち、おそらく自分用のテレビやコンピュータがあります。子どもたちは皆が学校に行きますし、ほとんどの大人は人生の大部分働いています。

病気になると医療の世話を受けられます。結核やその他の感染症は、人口過密の緩和と衛生の水準改善のおかげで少なくなっています。それなのに、精神疾患のほうは増加しています。とくに若い女性が心の病と闘っています。物質面での水準が高く、学校や職場で成功しているにもかかわらず、むなしさを感じ、不安を感じ、社会に足がかりがない根無し草の感じを持つ女性がたくさんいます。

もちろん、これには多くの原因があります。ストレスレベルは、過去数十年で急激に上昇しています。携帯はどこでも鳴り、電子メールや他の通信手段によって、多くの人がいつでもどこでも連絡を取ってきます。ですから、だれもがあらゆるものにゆとりを見つける必要があります。仕事においても家族やレジャーにおいても然りです。しかし、見つけようとしても、皆がみな上手くいくわけではありません。要求が高すぎペースが速すぎるので、精神が崩壊してしまう人もいます。

しかし、この新しい不安の背後には、まだ別の要因があるのではないでしょうか。ひょっとして、今ほど豊かでなく、大家族で暮らし、家族全員が身を寄せ合って生活していたことに、目に見えない肯定的な効果があったのではないでしょうか。子どもは触れ合いで心のセキュリティシステムが強く活性化されるので、両親や兄弟と同じ部屋で生活し、しかも長年にわたってベッドさえも共有していた子どもたちのほうがよかったのではないでしょうか。幼い頃、だれかが常に近くにいるのは、嫌だとは思わなかったのではないでしょうか。おそらく、みんなが一緒になって生活を営み、今のような便利なものがなかったために、たっぷりと寄り添い、温かく触れ合っていたことでしょう。これはいかなる物質的豊かさでも生み出せないし、後年いくら仕事が成功しても生み出せない、基本的な安心感の基礎を築くものだったのではないでしょうか。

寄り添いのなくなった職場

大きな変化があったのは家族だけではありません。多くの職場で環境が大きく変わりました。仕事はテンポが速まり、多くの時間コンピュータを相手に一人で行われます。コンピュータは、まるで最愛の友のようになっています。しかし、このコンピュータとの関わり合い、またはコンピュータを介してやりとりする人との関わり合いは、同じ部屋にいる人と持つ関わり合いとは結局のところ異なります。同室の場合、五感全部がコミュニケーションに関与しているからです。

コーヒールームで長話が行われたのはもう昔のことです。今やそんな時間はありません。自動販売機でコーヒーを買い、コンピュータを目の前にして自分の机でそれを飲むほうがよいのです。競争が激しく、いつ首切りにあうかもしれないのですから、ときには他の人を犠牲にしてまでも先んじようとするのも無理はありません。これは、もちろん孤独感の増大にもつながっています。

例えば、もし職場でリストラがあったらどうでしょう。きっと混乱を招きます。とくに理由がはっきりしないと組織全体が不安に陥ります。このとき、多くの従業員が孤独感と疎外感を強めます。ですから、経営者側からの感謝の言葉や励ましがとても大切です。もしそれがなければ、肯定的なオキシトシンの力が、すぐになくなってしまいます。ところが、だれか見ていてくれる人がいて、自分の仕事が評価されたり、その意味が理解されたりすると、人はできる限り頑張りたいと思うものです。多くの職場で、良好なオキシトシンの環境が、連帯感や満足感ひいては職場で働く者の士気にとって非常に重要であることが理解され始め、積極的にこれらの側面をサポートするための取り組みが行われています。

人類のオキシトシン効果はこうすれば得られる

今では、私たちは人と関わる時間が少なくなった一方で、他者に助けを求めず、他者との競争を余儀なくされ、自給自足と自立を促されるストレスや要求にさらされています。こういう生活にオキシトシンシステムが傷つけられないために、私たちはいったい何をすべきでしょうか。

最も重要なことは、私たちが生きる個々人のレベルの小さな世界と、世の中の大きな世界の両方で、私たちを気持ちよくして良好な関わり合いを持たせてくれるオキシトシンシステムについて、もっと知ることです。現代の生活様式というものが、私たちの目には見えないオキシトシンの遺産を損なってしまうのだ、ということを意識するべきなのです。なぜなら、以前なら自動的に得られた寄り添いの多くが、今では消えてしまったからです。しかし、救いはあります。私たちだれもが、その効果を高めるためにどうすればよいか気づくことはできるからです。

もちろん、それは出産から始まります。親子間の寄り添いは極めて重要ですから、帝王切開や麻酔のせいで即座の触れ合いが邪魔された場合、赤ちゃんが生まれた後になるべく多く寄り添ってあげて埋め合わせをすればよいのです。

どんな形であれ触れ合うのはよいことで、オキシトシンシステムの発達を促します。これは、ほとんどの人に知られていることではありますが、テレビを見ている間に子どもの隣に座っているだけでよいですし、また子どもが眠りにつく前にしばらく背中をマッサージしてあげるのもよいです。子どもが大きくなってくると、このような寄り添いもなくなりがちですが、実際には、大きくなるとあまり必要ではないので気にするに及びません。

本書で以前に、託児所の子どもたちが休憩時間中に余分にマッサージを受けたという研究を紹介しました。六か月間の治療後に明確な結果が出ましたが、その子たちはわずかに毎回一〇分間ほどのマッサージを受けているだけでした。一回の触れ合いが短くても、触れ合いが頻繁で定期的であれば、それで十分なのです。

もう一つ言えることは、私たちが毎日自然に行っている寄り添いがいかに少ないかということです。そうでなければ、一日一回一〇分というわずかな触れ合いでは、子どもの行動に肯定的効果は出ないでしょう。生活様式の変化の中で、気づかないうちに、何の悪気もないのに、オキシトシン出納帳の残高はもう底をついています。私たちのスキンハンガーは満たされず、依然としてお腹をすかしたままです。

幼稚園や託児所では、子どもたち同士が互いに与え合うさまざまなタイプのマッサージが、いたるところですでに導入されてきています。多くの場合、素晴らしい結果が出ているので、今後もっと活用され、きっと学校にも導入されるでしょう。もちろん、それは細心の注意と厳格なルールの下で、非常に軽いタイプのマッサージを使用する必要があります。

大人の場合は、本当にやり方を知っているだれかにときどきタッチしてもらったり、マッサージしてもらったりするのはよいことです。高齢者のケアやホスピス、さらには救急センターや集中治療室でも、患者にタッチまたはソフトマッサージを提供し始めています。スキンハンガーな高齢者や病人の多くは、素敵な瞬間を楽しむだけでなく、反応が素早くなり、精神面で不安がらなくなります。治療をする側と受ける側の双方が影響を受けるので、両方の関係性もよくなります。これから先、介護の世界でタッチ療法をますます目にしていくことは間違いありません。

髪や皮膚を美容師やスキンセラピストにお手入れしてもらったり、香りのよいクリームを用いて自分でマッサージを行ったりするのは、心地よく、健康にもよいです。他の人の手を必ずしも煩わせることもないでしょうから、ある程度は、自分で自分の肌や体を大切に世話することで自らのオキシトシンの働きを助けることができます。

両親が仕事から帰ってくる前に、子どもが学校から帰宅したとき、出迎えてくれるイヌのようなペットを飼うのはよいことではないでしょうか。多くの研究で、ペットを飼っている子どもは人とうまく関わっていく力が向上することが分かっています。また、例えば宿題をするときの集中力が高まるということも明らかになっています。だれだって、だれかが家にいるときに宿題をするほうがやりやすいです。ペットが家にいれば、もうだれかがいることになります。乗馬や馬の世話をするのも関わり合える能力を発達させます。これは、とくに一〇代の女の子に人気があります。

泳いだり入浴したり、（強すぎない）日差しを浴びることもとても気持ちのよい触れ合いですし、多くの人に大きな喜びを与えます。外に出て自然に囲まれるのも癒しになります。多くの人は庭に出て庭仕事をしながら時間を過ごすと、ずっと気持ちよくなります。庭仕事は植物や土との触れ合いを通して五感の多くを刺激してくれます。一方で、自然の中にいると、太陽や風との触れ合いがあり、植物の美しさや永遠のライフサイクルについて考え、私たちはあれこれと思いを巡らします。こんなことからも刺激を受けるものです。

おりです。

重度の疲労反応は、園芸療法で癒されることがあります。これは、スウェーデンの農業科学大学のパトリック・グラーンとインガ＝レーナ・ベンツォンによって実証されていると

　体を活動的にしたり、ただ歩いたり、ちょっとだれかとお話をするだけでも有益です。踊る、それもだれかパートナーと一緒に踊るのは、気持ちよさと楽しさを味わえる素晴らしい方法だと、多くの人が語るところです。踊ると双方に動きと寄り添いがあるからです。だれかと一緒に物事をすることの大事さを忘れてはいけません。ただコンピュータに一人向かっていてはいけません。音楽を聴いたり、劇場に行ったり、教会に行ったり、本を読んだり、アートを見たりするのも大変よいことです。間違いなくある程度はオキシトシンの働きを助けてくれます。聖歌隊で歌うことがオキシトシンのレベルを高めることは実証済みで、多くの人が大きな喜びとコミュニティ意識の源だと言っています。

　食事もオキシトシンの役割を果たすのではないでしょうか。温かい食べ物のほうがおそらく、冷たい食べ物よりもよろしいです。脂肪やタンパク質を含む食品のほうが炭水化物よりもオキシトシン放出を活性化させます。これは食事から脂肪を除いてはいけない理由でもあります。神経経済学者であるポール・ザックによると、オキシトシンに影響を与える植物エストロゲンを含む大豆をたくさん食べる人は、もめ事を解決することにすぐれている、ということです。

このように、私たちができる小さな対策がたくさんあります。多少は人によりますし、どこに住んでいるかにもよります。でも、大事なのは、触れ合いと寄り添いが重要であることをよく認識することです。おそらく将来的には、万歩計のような小型デバイスが開発され、触れ合いと寄り添いがニーズを満たしているかどうかを確認することができるようになるのではないでしょうか。おそらく将来の医者は、運動を処方するのと同じように、触れ合いを処方するようになるのではないでしょうか。

本書のメッセージは、私たちが気持ちよく感じたり、健康であったり、人と人との関わり合いを円滑にしたりするうえでオキシトシンが重要だ、というものでした。この重要なオキシトシンは寄り添いによって育まれることをお伝えしました。さらに、オキシトシンという哺乳類共通の遺産を見直し大事にすることで、家族のような身近な関わり合いだけでなく、社会的な視点から見たもっと大きくて広い人間同士の関わり合いをも改善することができることを詳述しました。オキシトシン効果により、共同体意識が強まると、もめ事の平和的解決策が見つかる可能性が高まり、私たちは力を合わせて、地球の資源を大切にするために共同責任を果たすことができるというものです。

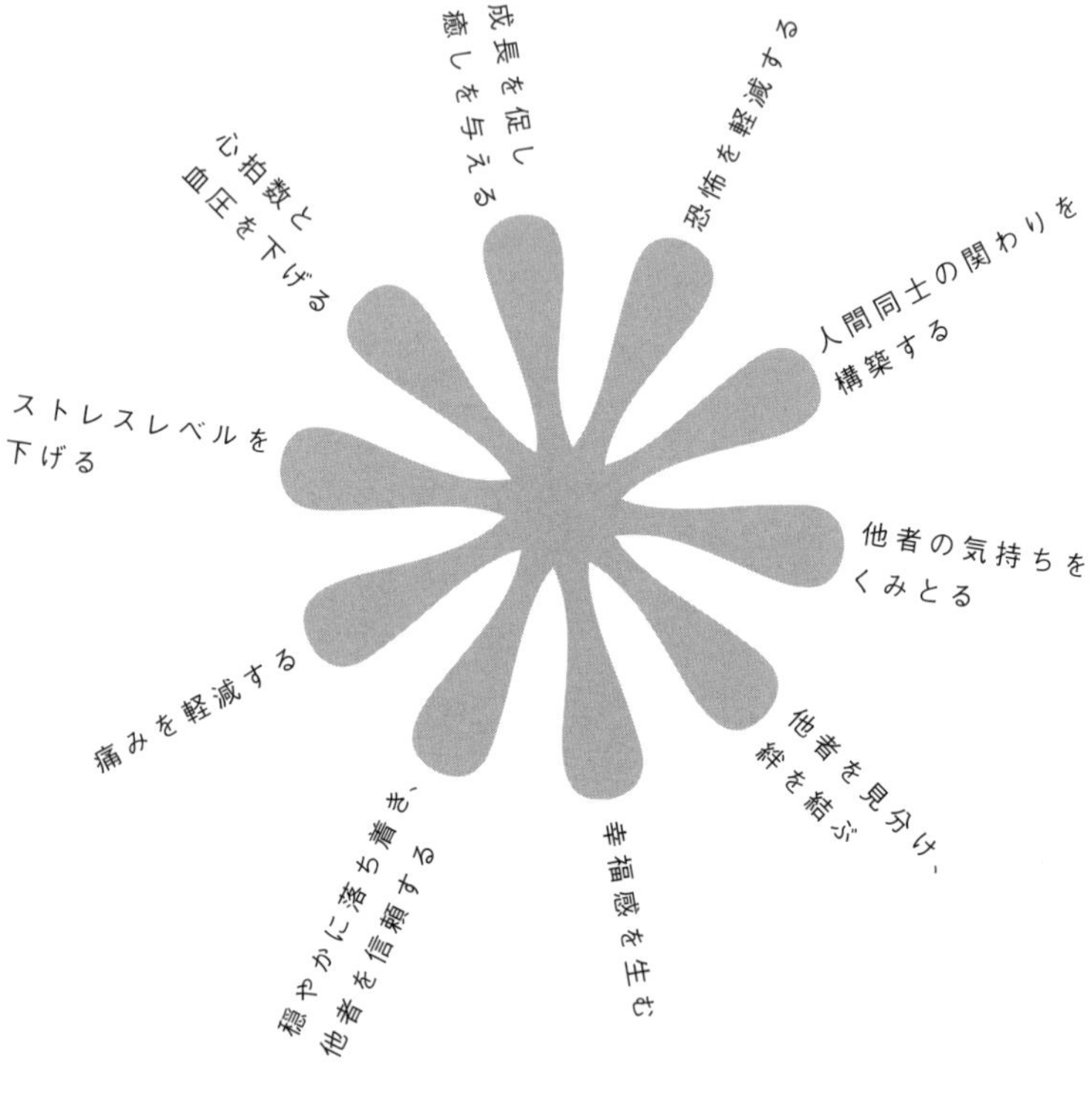

オキシトシンの花

さまざまな花びらが、他者との寄り添いや関わり合いの中で
オキシトシンがもたらす効果を表している。

謝辞

こういった本を書くのは、とても一人でできることではありません。私とともに知見の基盤構築に貢献した人たちと、さまざまな知見の統合に貢献したその他の多くの研究者がいて初めて、本書が出来上がりました。何よりもまず、私とともに研究に携わってくれた皆さんに感謝いたします。私のスーパーバイザーやメンターをはじめ、私が指導教育してきた人たち、研究仲間と共同研究者の皆さん、本当にありがとうございました。

次に感謝を申し上げたいのは、広く物事を考察し、枝葉の部分だけでなく全体的な視野に立った研究者の皆さんです。近年、このような研究者が増えている医学の分野では、遺伝子、分子そして個々の細胞の機能などの研究に基づく枝葉の研究が盛んで、それらを統合することで医学的研究および生物学的研究の爆発的な発展に貢献してきているからです。私自身の研究は、それとは別のルーツを持っています。今日ではほぼ廃れかけているとも言える研究の流れにあります。ただ、この研究に従事する私たちは、他の人以上に生物を一つの有機体として捉え、その全体性に目を向けることに関心があります。

実は、今日必要なのは、この全体についての知識と全体に目を向ける能力なのです。今日、研究の焦点は物事の全体性と文脈を大切にする方向に徐々にシフトしています。このシフトがとりわけ大切なのは、こういった全体への観点を持ってこそ、私たちは科学のさまざまな分野の間に橋を架けることができるからです。つまり、さまざまなルーツを持って研究されてきたすべての知識をバラバラの成果と見なすのではなく、同じ大きな全体像からの派生なのだと理解し、知見を広め深めることができるからです。

このように、全体からと文脈からの両面で物事を考えるように教えてくださった皆さんに心から感謝します。

監訳者あとがき

一世紀を生きた母が今日も無事に朝を迎えました。昨夜のこと、私がいつものように母の両脇を抱えて、ベッドの脇で、イッチニ、イッチニと体操をさせていると、ちょうど友達の結婚式で実家に戻っていた長女の一歳になる娘が、その声を聞きつけて体操に加わってきました。小さな足がイッチニ、イッチニと母を真似して上がると、かすかにうれしそうに微笑む母、そしてもっとうれしそうな顔をしている九九歳年下のひ孫に、私は思わず体に湧き上がる温かいものを感じていました。

このような温かい気持ちになることをサイエンスによって説明してくれたのが、シャスティン教授でした。生理学者の彼女は、それがお産のときに産生されるオキシトシンと呼ばれるホルモンによることを突き止め、そしてお産のときのオキシトシンの恩恵はその後の子の心身の健康、そして社会性などにまで影響を及ぼすことを報告していました。そして大事な母子関係も、そのときに構築されるのだと。

そもそも彼女との出会いは、フランスの産科医、ミシェル・オダン氏を介してでした。彼の「周産期がその新生児のその後の健康の原点となる」という考えは、「その時期の生理的な大事さを訴え、不必要な医療介入をしないことの重要性」につながっており、こういったお産への考え方が世界の多くの人たちに少なからず影響を与えていた時期でもあったのです。ある偶然と幸運が重なって、二〇一一年、湘南鎌倉総合病院産婦人科主催で、オダン氏を招いての「理想のお産への追求」という講演会が予定されました。しかしその会は、あの東日本大震災で延期となってしまいました。翌年一月に来日を果たしたオダン氏は講演後、その年の秋に行われるハワイでの環太平洋の周産期ミーティングで「東日本大震災とお産」についての報告をするよう、私に依頼してきたのです。

そこでシャスティン教授とはじめて会ったのです。ハワイでのお産とオキシトシンについての彼女の講演を聞いた我々（訳者の大田さんを含め）の、もっと多く、もっと深くお話を聞きたいという思いは、翌二〇一三年、彼女を招いての講演会につながっていきました。内容はこの本に書かれているように、オキシトシンがいかに周産期に大事な役割を果たしているか、そしてそのシステムの社会における役割などにも及んでいました。そしてオダン氏の指摘する周産期の人にとっての重要性が、シャスティン教授のオキシトシンの説明によって理解できるようになったのです。

シャスティン教授が指摘するような、この世界で、私たちを気持ちよくし、良好な関係を持たせてくれているオキシトシンシステムがあります。しかし現代の生活様式では人が相互にかかわることは少なく、一方他者との競争を余儀なくされ、いつのまにか、目に見えないオキシトシンの遺産を損なってしまうような、そんな社会にいることを、私たちは意識すべきではないでしょうか。

この本の中で、彼女は何度も哺乳類（人類）の遺産、オキシトシンの遺産について述べています。それは母子関係、家族関係、友人関係そして社会での人と人との接し方に影響を与えるものでした。たしかにオキシトシンの遺産が壊れかけているのではないかと思わせるような事件は、身近な世界で頻繁に目に留まります。

例えば、ＬＧＢＴに対する「生産性のない人たち」といった暴言。子どもは生産物なのでしょうか？　彼らも母親たちが一生懸命になってお産した人には違いがないのです。

スポーツで勝たないと意味がないと思っているリーダーたち。敵味方ともに正々堂々と戦うスポーツ精神はどこにいってしまったのでしょうか？

医療を教える現場では、男女の差別がいまだ平然と行われています。一生懸命になって医学部に入ろうとした女性の受験生のことを考えたことがあるのでしょうか？

社会のひずみはこれだけにとどまりません。

世界で右肩上がりの増加をする児童虐待。生理的なお産を経験した母親にこのようなことができるのでしょうか？　何故増加するのでしょうか？　シャスティン教授が言うように、目に見えないオキシトシンの遺産は出産時に受け継がれるのです。今日この継承は、危機に瀕してはいないでしょうか？　例えば彼女の危惧する硬膜外麻酔の出産。内因性のオキシトシンは産生が減少し、母子ともにその遺産を受け取ることができないのではないでしょうか？　その結果はどうなるのでしょう。レイチェル・カーソンの『沈黙の春』のように、いつか我々には寄り添いや触れ合いのなくなった世界、人と人とはスマートフォンの中での言葉のやりとりで完結し、人間相互の心のやりとりはもはや存在しないような、そんな「氷の世界」が待っているということはないのでしょうか。

是非読者にお産の大事さを知って欲しい。医療者にも産婦さんたちにも。シャスティン教授の指摘する周産期の母子の触れ合いや寄り添いの重要性を理解して欲しい。硬膜外麻酔のその後に及ぼす影響も理解して欲しい。そしてシャスティン教授が憂う、この大事なオキシトシンの遺産を失うことだけはして欲しくないのです。

大田康江さんと晶文社の松井智さん、一緒にこの本の出版に携わることができて有り難う。鈴木隆夫理事長、篠崎伸明院長をはじめ湘南鎌倉総合病院のスタッフの皆さん、長谷川充子元産婦人科師長、木幡豊先生、日下剛先生、福田貴則先生、松本智恵さん、本間由さん、兵藤しのぶさん、麻布大学の菊水健史先生、そして「湘鎌」本院とバースクリニックのお産を支えてくれている全ての仲間と支援者に感謝します。

二〇一八年夏　湘南にて　井上裕美

訳者あとがき

本書の原著者であるシャスティン・ウヴネース・モベリ氏との出会いは、二〇一二年一〇月にハワイで開催された学会 The Mid-Pacific Conference on Birth and Primal Health Research の講演「母性へと導く、オキシトシンホルモン」のときでした。この講演でモベリ氏は、分娩中の合成オキシトシンの投与および帝王切開や硬膜外麻酔など、過剰と見える現代の医療介入に警鐘を鳴らしました。何世代かすれば母親のオキシトシンシステムが崩れてしまうのではないかと憂う、強い言葉でした。私は、大きな衝撃を受けました。人類の危機を感じたからです。そして何がなんでも日本の多くの方々に彼女の話を聞いていただきたいと思いました。

幸いにも、ハワイの学会の主催者であり、私の親友でもあるミシェル・オダン氏からモベリ氏を紹介いただき、二〇一四年の日本での招聘講演が実現しました。これを機に、モベリ氏の学者としての卓越性と先見性だけではなく、人となりのすばらしさをさらに知るにいたり、以来、研究の助言等を通して交友を深めてきました。こういう中、この度、念願であった本書を日本語に翻訳し日本に広めたいという思いがかつての上司である井上裕美氏とともに実現できました。

本書は、モベリ氏の現代人に対する素朴な問いかけから始まります。「現代人は、考える力である理性と知性でもって、何事もうまくやってのけられると考えているようだが、果たしてそうなのか」という問いかけです。例えば、現代の私たちはお産やその後の子育ても、理性の支配下で管理し対処しようとしていませんか。モベリ氏は、人間が自分たちは哺乳類の一員であることを直視するよう促しています。人間といえども、哺乳類として引き継いでいるホルモンのような物質に大きく左右されていることに気づいて欲しいと考えています。すなわち人間が、他の動物とは一線を画するとされる理性には関係なく、他の哺乳類と同様にオキシトシンという物質によって心身のバランスが正しく保たれることに気づくことが重要であると説きます。

では、生きていくうえで欠かせないこのオキシトシンはどうすれば出てくるのでしょうか。それは、とても簡単なことです。誰かに触れてもらい、誰かと身近に寄り添えばいいのです。この触れ合いと寄り添いは、私たちの皮膚の神経を刺激し、人との関わりや交流を豊かにし、幸福感や安らぎをもたらし、ストレスを緩和します。そして一生涯私たちの健康に影響を及ぼし続けます。オキシトシンは、ほかの人と関わりたいという気持ちを大きくし、人を恐れる気持ちを小さくすることで、個々の人を互いに近づける重要な機能を持っています。例えば、分娩中にオキシトシンをいっぱいに浴びた母親は、脳内にもオキシトシンが放出され、子育てスイッチが入ります。そして恐怖心がなく落ち着いてわが子に関心を抱き、わが子の示すサインに敏感に反応することができます。こうして、わが子をこの世で一番いとおしくてかわいいと自然に思え、愛情いっぱいになるのです。オキシトシンはまた、人が互いに寄り添うことでも産生され、幸福感やリラックス状態を生み出します。これはオキシトシンが脳の報酬系を活性化し、ストレスシステムの活動を軽減する働きによります。

寄り添いと触れ合いの必要性は、私たち人間に一生涯続くものです。スピードや効率重視の現代社会では、多くの人たちが「寄り添い・触れ合い出納帳」に赤字が出ているようです。先日NHKの番組で、「つながり孤独」という言葉を耳にしました。インターネットを通じて、いつでもどこでも誰とでもつながることができる私たちの社会です。しかし、その裏で、若者たちは「孤独」を感じており、それを「つながり孤独」と言う、とのことでした。友だちもいるし、独りぼっちなわけでもないのに、なぜ若者たちは、「孤独」を感じているのでしょうか。Twitter や Facebook などのSNSが普及しつながっているのに孤独を感じる現象は、どうして起こっているのでしょうか。私はこのような疑問にも本書は答えてくれると思います。インターネットやコンピュータがまるで最愛の友のようになっていますが、このインターネットを介してやりとりする人との関わり合いは、直接空間をともにして人として関わり合うこととは結局のところ異なっています。いつまでも満ち足りない空虚感が続きます。なぜならそこには著者が言う、哺乳類全般に求められる触れ合いや寄り添いが存在しないからです。人とのつながりの正しい形成過程が育まれていないのです。人は、生後早い段階で直接的な触れ合いや寄り添いを通して、五感全部でコミュニケーションに関与し、オキシトシンシステムを活性化させ周りの人との絆を形成します。このように、いったんこの絆が形成されますと、絆が出来た人だけでなく、その他の人とも安定した人間関係が構築され、心の安らぎも得られます。「つながり孤独」とは無縁です。

本書を読み終わった読者の皆さんは、きっとこれまで以上に人との寄り添いや触れ合いの重要性に気づかされたことでしょう。寄り添いと触れ合いを通して及ぼされるオキシトシン効果が、「オキシトシンフラワー」として開花し、皆さんの人生、生活にいろどりを添え、幸せを運んでくれることを祈ります。

最後になりましたが、この素晴らしい本の原著者であるモベリ氏、モベリ氏との出会いの機会を与えてくれた親友であるフランス人産科医のミッシェル・オダン氏、本書を日本の読者に紹介するにあたってお世話になりました晶文社の松井智さん、かつて湘南鎌倉総合病院でともにお産について語り合った、今回監訳を担当していただいた井上裕美先生、そしてこの本を読んでくださった読者の皆様に心からお礼申し上げます。最後にいつも私を温かく支え見守ってくれる息子と夫に心から感謝の言葉を送ります。「いつもほんとうにありがとう」

追記：本書は、スウェーデン語で書かれた *Närhetens hormon* の英訳版である *The Hormone of Closeness: The role of oxytocin in relationships* の全訳です。そのため、英語版からの邦訳にあたって、二重翻訳に起こりがちな齟齬や誤謬を避けるために、必要に応じてスウェーデン語版と照らし合わせました。またモベリ氏の温かく穏やかな人となりと口調が最大限に反映できるように、本書は「です・ます調」で翻訳いたしました。

二〇一八年八月　大田康江

Uvnäs Moberg, K. & Petersson, M. (2004). Oxytocin–biochemical link for human relations. Mediator of antistress, well-being, social interaction, growth, healing. *Läkartidningen*, 101, 2634–2639.

Uvnäs Moberg, K. & Petersson, M. (2005). Oxytocin, a mediator of anti-stress, well-being, social interaction, growth and Healing. *Zeitschrift für Psychosomatische Medizin und Psychotherapie*, 51, 57–80.

Uvnäs Moberg, K. & Petersson, M. (2009). Role of oxytocin and oxytocin related effects in manual therapies. In H. H. King, W. Jänig & P. H. Patterson (eds.) *The science and clinical application of manual therapy*. Elsevier.

Zak, P. J. (2004). Neuroeconomics. *Philosophical Transactions of the Royal Society B: Biological Science*, 359, 1737–1748.

Zak, P. J. (2008). The neurobiology of trust. *Scientific American*, 298, 88–92.

Zak, P. J. & Fakhar, A. (2006). Neuroactive hormones and interpersonal trust: international evidence. *Economics and Human Biology*, 4, 412–29.

Zak, P. J., Kurzban, R. & Matzner, W. T. (2005). Oxytocin is associated with human trustworthiness. *Hormones & Behavior*, 48, 522–527.

Zak, P. J., Stanton, A. A. & Ahmadi, S. (2007). Oxytocin increases generosity in humans. *PLoS ONE*, 2, e1128.

Burnham, T. C. (2007). High-testosterone men reject low ultimatum game offers. *Proceedings of the Royal Society: Biological Science*, 274, 2327–2330.
Bystrova, K. et al. (2009). Early contact versus separation: Effects on mother–infant interaction one year later. *Birth*, 36, 97–109.
Caldwell, H. K., Stephens, S. L. & Young, W. S. III (2008). Oxytocin as a natural antipsychotic: a study using oxytocin knockout mice. *Molecular Psychiatry*, 14, 190–196.
Ditzen, B. et al. (2008). Intranasal oxytocin increases positive communication and reduces cortisol levels during couple conflict. *Biological Psychiatry*, 65, 728–731.
Grape, C. et al. (2003). Does singing promote well-being?: An empirical study of professional and amateur singers during a singing lesson. *Integrative Physiological and Behavioral Science*, 38, 65–74.
Hegner, P. (2008). *Leken som berör; sagor, lekar, sånger och ramsor till massage.* Stockholm: Natur & Kultur.
Heinrichs, M. & Gaab, J. (2007). Neuroendocrine mechanisms of stress and social interaction: implications for mental disorders. *Current Opinion in Psychiatry*, 20, 158–62.
Hollander, E. et al. (2003). Oxytocin infusion reduces repetitive behaviors in adults with autistic and Asperger's disorders. *Neuropsychopharmacology*, 28, 193–198.
Hollander, E. et al. (2007). Oxytocin increases retention of social cognition in autism. *Biological Psychiatry*, 15, 498–503.
Huotari, A. & Herzig, K. H. (2008). Vitamin D and living in northern latitudes – an endemic risk area for vitamin D deficiency. *International Journal of Circumpolar Health*, 67, 164–178.
Insel, T. R. (2003). Is social attachment an addictive disorder? *Physiological Behavior*, 79, 351–357.
Marazziti, D. & Catena Dell'osso, M. (2008). The role of oxytocin in neuropsychiatric disorders. *Current Medicinal Chemistry*, 15, 698–704.
Odent, M. (2007). When love hormones become useless. *Midwifery Today with International Midwife*, 22, 66.
Ohlsson, B. et al. (2005). Effects of long-term treatment with oxytocin in chronic constipation; a doubleblind, placebo-controlled pilot trial. *Neurogastroenterology and Motility*, 17, 697–704.
Raina, P. et al. (1999). Influence of companion animals on the physical and psychological health of older people: an analysis of a one-year longitudinal study. *Journal of the American Geriatric Society*, 47, 323–9.
Robb, S. S. & Stegman, C. E. (1983). Companion animals and elderly people: a challenge for evaluators of social support. *Gerontologist*, 23, 277–282.
Thompson, M. R. et al. (2007). A role for oxytocin and 5-HT(1A) receptors in the prosocial effects of 3,4methylenedioxymethamphetamine ("ecstasy"). *Neuroscience*, 146, 509–14.
Uvnäs Moberg, K. et al. (1999). Oxytocin as a possible mediator of SSRI-induced antidepressant effects. *Psychopharmacology*, 142, 95–101.
Uvnäs Moberg, K., Alster, P. & Svensson, T. H. (1992). Amperozide and clozapine but not haloperidol or raclopride increase the secretion of oxytocin in rats. *Psychopharmacology*, 109, 473–476.

London: Harper Collins.
Paredes, J. et al. (2006). Social experience influences hypothalamic oxytocin in the WHHL rabbit. *Psychoneuroendocrinology*, 31, 1062–1075.
Raina, P. et al. (1999). Influence of companion animals on the physical and psychological health of older people: an analysis of a one-year longitudinal study. *Journal of the American Geriatric Society*, 47, 323–9.
Robb, S. S. & Stegman, C. E. (1983). Companion animals and elderly people: a challenge for evaluators of social support. *Gerontologist*, 23, 277–282.
Rosengren, A., Wilhelmsen, L. & Orth-Gomér, K. (2004). Coronary disease in relation to social support and social class in Swedish men. A 15 year follow-up in the study of men born in 1933. *European Heart Journal*, 25, 56–63.
Sachser, N., Durschlag, M. & Hirzel, D. (1998). Social relationships and the management of stress. *Psychoneuroendocrinology*, 23, 891–904.
Singh, S. & Ernst, E. (2008). *Trick or Treatment? Alternative Medicine on Trial*. Corgi.
Szeto, A. et al. (2008). Oxytocin attenuates NADPH-dependent superoxide activity and IL-6 secretion in macrophages and vascular cells. *American Journal of Physiology: Endocrinology and Metabolism*, 295, 1495–501.
Uvnäs Moberg, K. (1997). Physiological and endocrine effects of social contact. *Annals of the New York Academy of Science*, 807, 146–63.
Uvnäs Moberg, K. (1998). Oxytocin may mediate the benefits of positive social interaction and emotions. *Psychoneuroendocrinology*, 23, 819–35. Review.
Uvnäs Moberg, K. et al. (2001). Oxytocin facilitates behavioural, metabolic and physiological adaptations during lactation. *Applied Animal Behavior Science*, 72, 225–234.
Uvnäs Moberg, K. & Petersson, M. (2005). Antistress, känsla, empati och socialt stöd. In R. Ekman & B. Arnetz (ed.) *Från molekyl till individ*. Stockholm: Liber.
Uvnäs Moberg, K. & Petersson, M. (2008). Molecular anti-stress systems. In B. Arnetz & R. Ekman (eds.) *Stress sculpturing the brain to health or disease*. New York: Wiley Press.
Von Knorring, A.-L. et al. (2008). Massage decreases aggression in preschool children: a long-term study. *Acta Paediatrica*, 97, 1265–1269.
Wang, H. X., Mittleman, M. A. & Orth-Gomér, K. (2005). Influence of social support on progression of coronary artery disease in women. *Social Science & Medicine*, 60, 599–607.
Zak, P. J., Kurzban, R. & Matzner, W. T. (2005). Oxytocin is associated with human trustworthiness. *Hormones & Behavior*, 48, 522–527.
Zak, P. J., Stanton, A. A. & Ahmadi, S. (2007). Oxytocin increases generosity in humans. *PLoS ONE*, 2, e1128.

第10章 ❋ オキシトシン遺産

Boucher, M. et al. (2004). Comparison of carbetocin and oxytocin for the prevention of postpartum hemorrhage following vaginal delivery: a double-blind randomized trial. *International Journal of Gynecology and Obstetrics*, 26, 481–488.

Berget, B., Ekeberg, O. & Braastad, B. O. (2008). Animal-assisted therapy with farm animals for persons with psychiatric disorders: effects on self-efficacy, coping ability and quality of life, a randomized controlled trial. *Clinical Practice and Epidemiology in Mental Health*, 11, 4–9.

Blom, M. et al. (2003). Social relations in women with coronary heart disease: the effects of work and marital stress. *Journal of Cardiovascular Risk*, 10, 201–206.

Castelli, P., Hart, L. A. & Zasloff, R. L. (2001). Companion cats and the social support systems of men with AIDS. *Psychological Reports*, 89, 177–187.

DeVries, A. C., Glasper, E. R. & Detillion, C. E. (2003). Social modulation of stress responses. *Physiological Behavior*, 79, 399–407.

Diego, M. A. & Field, T. (2009). Moderate pressure massage elicits a parasympathetic nervous system response. *International Journal of Neuroscience*, 119, 630–638.

Diego, M. A. et al. (2007). Preterm infant massage elicits consistent increases in vagal activity and gastric motility that are associated with greater weight gain. *Acta Paediatrica*, 96, 1588–1591.

Field, T. et al. (2002). Fibromyalgia pain and substance P decrease and sleep improves after massage therapy. *Journal of Clinical Rheumatology*, 8, 72– 76.

Field, T. et al. (2008). Massage therapy reduces pain in pregnant women, alleviates prenatal depression in both parents and improves their relationships. *Journal of Bodywork and Movement Therapies*, 12, 146–150.

Friedmann, E. & Thomas, S. A. (1995). Pet ownership, social support, and one-year survival after acute myocardial infarction in the Cardiac Arrhythmia Suppression Trial (CAST). *American Journal of Cardiology*, 76, 1213–1217.

Güçlü, B. et al. (2007). Tactile sensitivity of normal and autistic children. *Somatosensory and Motor Research*, 24, 21–33.

Hernandez-Reif, M., Diego, M. & Field, T. (2007). Preterm infants show reduced stress behaviors and activity after 5 days of massage therapy. *Infant Behavior and Development*, 30, 557–61.

Holt-Lunstad, J., Birmingham, W. A. & Light, K. C. (2008). Influence of a "warm touch" support enhancement intervention among married couples on ambulatory blood pressure, oxytocin, alpha amylase, and cortisol. *Psychosomatic Medicine*, 70, 976–985.

Kern, J. K. et al. (2007). Sensory correlations in autism. *Autism*, 11, 123–34.

Kosfeld, M. et al. (2005). Oxytocin increases trust in humans. *Nature*, 435, 673–676.

Light, K. C. et al. (2005). Oxytocinergic activity is linked to lower blood pressure and vascular resistance during stress in postmenopausal women on estrogen replacement. *Hormones and Behavior*, 47, 540–8.

Light, K. C., Grewen, K. M. & Amico, J. A. (2005). More frequent partner hugs and higher oxytocin levels are linked to lower blood pressure and heart rate in premenopausal women. *Biological Psychology*, 69, 5–21.

Odendaal, J. S. & Meintjes, R. A. (2003). Neurophysiological correlates of affiliative behavior between humans and dogs. *The Veterinary Journal*, 165, 296–301.

Ornish, D. (1998). *Love and survival. The scientific basis for the healing power of intimacy.*

Holst, S. et al. (2005). Massage-like stroking influences plasma levels of gastrointestinal hormones, including insulin, and increases weight gain in male rats. *Autonomic Neuroscience*, 120, 73–9.

Montagu, A. (1986). *Touching: The human significance of the skin* (3rd edition). New York: Harper and Row.

Nissen, E. et al. (1998). Oxytocin, prolactin, milk production and their relationship with personality traits in women after vaginal delivery or Cesarean section. *Journal of Psychosomatic Obstetrica & Gynecology*, 19, 49–58.

Nowak, R. et al. (1997). Cholecystokinin receptors mediate the development of a preference for the mother by newly born lambs. *Behavior & Neuroscience*, 111, 1375–82.

Nowak, R. et al. (1997). Development of a preferential relationship with the mother by the newborn lamb: importance of the sucking activity. *Physiology & Behavior,* 62, 681–8.

Petersson, M. et al. (1999). Long-term changes in gastrin, cholecystokinin and insulin in response to oxytocin treatment. *Neuroendocrinology*, 69, 202–208.

Törnhage, C. J. et al. (1998). Plasma somatostatin and cholecystokinin levels in preterm infants during kangaroo care with and without nasogastric tube-feeding. *Journal of Pediatric Endocrinology and Metabolism*, 11, 645–651.

Uvnäs Moberg, K. (1989). The gastrointestinal tract in growth and reproduction. *Scientific American*, 261, 78–83.

Uvnäs Moberg, K. (1994). Role of efferent and afferent vagal nerve activity during reproduction: integrating function of oxytocin on metabolism and behaviour. *Psychoneuroendocrinology*, 19, 687–695.

Uvnäs Moberg, K. (2004). Massage and wellbeing, and integrative role for oxytocin? In T. Field (ed.) *Touch in labour and infancy*. J&J Publishing.

Uvnäs Moberg, K. et al. (1987). Release of GI hormones in mother and infant by sensory stimulation. *Acta Paediatrica Scandinavica*, 76, 851–860.

Uvnäs Moberg, K. & Winberg, J. (1989). Role for sensory stimulation in energy economy of the mother and infant with particular regard to the gastrointestinal endocrine system. In E. Lebenthal (ed.) *Textbook of gastroenterology and nutrition in infancy*, 53–62. New York: Raven Press.

Widström, A. M. et al. (1988). Nonnutritive sucking in tube-fed preterm infants: effects on gastric motility and gastric contents of somatostatin. *Journal of Pediatric Gastroenterology and Nutrition*, 7, 517–23.

Widström, A. M. et al. (1989). Maternal somatostatin levels and their correlation with infant birth weight. *Early Human Development*, 20, 165– 174.

Widström, A. M. et al. (1990). Short-term effects of early suckling and touch of the nipple on maternal behaviour. *Early Human Development*, 21, 153–63.

第9章＊健康と長寿は寄り添いから

Allen, K. et al. (2002). Cardiovascular reactivity and the presence of pets, friends, and spouses: the truth about cats and dogs. *Psychosomatic Medicine*, 64, 727–39.

Acta Paediatrica, 86, 1034–1036.
Kosfeld, M. et al. (2005). Oxytocin increases trust in humans. *Nature*, 435, 673–676.
McGrath, S. K. & Kennell, J. H. (2008). A randomized controlled trial of continuous labor support for middle-class couples: effect on cesarean delivery rates. *Birth*, 35, 92–7.
Petrovic, P. et al. (2002). Placebo and opioid analgesia-imaging a shared neuronal network. *Science*, 295, 1737–40.
Petrovic, P. et al. (2005). Placebo in emotional processing–induced expectations of anxiety relief activate a generalized modulatory network. *Neuron*, 46, 957–69.
Schore, A. N. (2005). Back to basics: attachment, affect regulation, and the developing right brain: linking developmental neuroscience to pediatrics. *Pediatric Review,* 2, 204–217.
Scott, K. D., Klaus, P. H. & Klaus, M. H. (1999). The obstetrical and postpartum benefits of continuous support during childbirth. *Journal of Women's Health and Gender Based Medicine*, 8, 1257–1264.
Singh, S. & Ernst, E. (2008). *Trick or Treatment? Alternative Medicine on Trial*. Corgi.
Svedman, P., Ingvar, M. & Gordh, T. (2005). "Anxiebo", placebo, and postoperative pain. *BMC Anesthesiology*, 27, 5–9.
Uvnäs Moberg, K., Arn, I. & Magnusson, D. (2005). The psychobiology of emotion: the role of the oxytocinergic system. *International Journal of Behavioral Medicine*, 12, 59–65.
Zak, P. J. (2008). The neurobiology of trust. *Scientific American*, 298, 88–92.
Zak, P. J. & Fakhar, A. (2006). Neuroactive hormones and interpersonal trust: international evidence. *Economics and Human Biology*, 4, 412–29.
Zak, P. J., Kurzban, R. & Matzner, W. T. (2005). Oxytocin is associated with human trustworthiness. *Hormones & Behavior*, 48, 522–527.
Zak, P. J., Stanton, A. A. & Ahmadi, S. (2007). Oxytocin increases generosity in humans. *PLoS ONE*, 2, e1128.
Zeki, S. (2007). The neurobiology of love. *FEBS Letters*, 581, 2575–2579.

第8章 ❋ 寄り添いは心の栄養

Björkstrand, E. et al. (1996). The oxytocin receptor antagonist 1-deamino- 2-D-Tyr-(OEt)-4-Thr-8-Orn-oxytocin inhibits effects of the 5-HT1A receptor agonist 8-OH-DPAT on plasma levels of insulin, cholecystokinin and somatostatin. *Regulatory Peptides*, 63, 47–52.
Eriksson, M. et al. (1994). Role of vagal nerve activity during suckling. Effects on plasma levels of oxytocin, prolactin, VIP, somatostatin, insulin, glucagon, glucose and of milk secretion in lactating rats. *Acta Physiologica Scandinavica*, 151, 453–459.
Feldman, R. et al. (2007). Evidence for a neuroendocrinological foundation of human affiliation: plasma oxytocin levels across pregnancy and the postpartum period predict mother–infant bonding. *Psychological Science*, 18, 965–970.
Harlow, H. F. (1958). The nature of love. *American Psychologist*, 13, 673–685.
Harlow, H. F. & Zimmermann, R. R. (1958). The development of affectional responses in infant monkeys. *Proceedings of the American Philosophical Society*, 102, 501–509.

both females and males. *Journal of Neuroendocrinology*, 20, 858–65.
Petrovic, P. et al. (2008). Oxytocin attenuates affective evaluations of conditioned faces and amygdala activity. *Journal of Neuroscience*, 28, 6607–15.
Swain, J. et al. (2007). Brain basis of early parent–infant interactions: psychology, physiology and in vivo functional neuroimaging studies. *Journal of Child Psychology and Psychiatry*, 48, 262–287.
Waldherr, M. & Neumann, I. D. (2007). Centrally released oxytocin mediates mating-induced anxiolysis in male rats. *Proceedings of the National Academy of Sciences of the United States of America*, 104, 16681–4.
Williams, J. R. et al. (1994). Oxytocin administered centrally facilitates formation of a partner preference in female prairie voles (Microtus ochrogaster). *Journal of Neuroendocrinology*, 6, 247–50.
Winslow, J. T. et al. (1993). A role for central vasopressin in pair bonding in monogamous prairie voles. *Nature*, 365, 545–8.
Zak, P. J. (2008). The neurobiology of trust. *Scientific American*, 298, 88–92.
Zak, P. J. & Fakhar, A. (2006). Neuroactive hormones and interpersonal trust: international evidence. *Economics and Human Biology,* 4, 412–29.
Zak, P. J., Kurzban, R. & Matzner, W. T. (2005). Oxytocin is associated with human trustworthiness. *Hormones & Behavior*, 48, 522–527.
Zak, P. J., Stanton, A. A. & Ahmadi, S. (2007). Oxytocin increases generosity in humans. *PLoS ONE*, 2, e1128.
Zeki, S. (2007). The neurobiology of love. *FEBS Letters*, 581, 2575–2579.
Ågren, G. et al. (1997). Olfactory cues from an oxytocin-injected male rat can reduce energy loss in its cagemates. *Neuroreport*, 28, 2551–5.
Ågren, G., Uvnäs Moberg, K. & Lundeberg, T. (1997). Olfactory cues from an oxytocin-injected male rat can induce anti-nociception in its cagemates. *Neuroreport*, 29, 3073–6.

第7章＊オキシトシンと信頼

Bartels, A. & Zeki, S. (2004). The neural correlates of maternal and romantic love. *Neuroimage*, 21, 1155–1166.
Baumgartner, T. et al. (2008). Oxytocin shapes the neural circuitry of trust and trust adaptation in humans. *Neuron*, 58, 639–50.
Campbell, D. et al. (2006). A randomized control trial of continuous support in labor by a lay doula. *Journal of Obstetric, Gynecologic and Neonatal Nursing*, 35, 456–64.
Campbell, D. et al. (2007). Female relatives or friends trained as labor doulas: outcomes at 6 to 8 weeks postpartum. *Birth*, 34, 220–227.
Kennell, J. H. & Klaus, M. H. (1998). Bonding: recent observations that alter perinatal care. *Pediatric Review*, 19, 4–12.
Klaus, M. (1998). Mother and infant: early emotional ties. *Pediatrics*, 102, 1244–1246.
Klaus, M. & Kennell, J. H. (1997). The doula: an essential ingredient of childbirth rediscovered.

Domes, G. et al. (2007). Oxytocin attenuates amygdala responses to emotional faces regardless of valence. *Biological Psychiatry*, 62, 1187– 1190.

Domes, G. et al. (2007). Oxytocin improves "mind-reading" in humans. *Biological Psychiatry*, 61, 731–733.

Gordon, I. et al. (2008). Oxytocin and cortisol in romantically unattached young adults: associations with bonding and psychological distress. *Psychophysiology*, 45, 349–352.

Guastella, A. J., Mitchell, P. B. & Dadds, M.R. (2008). Oxytocin increases gaze to the eye region of human faces. *Biological Psychiatry*, 63, 3–5.

Heinrichs, M. et al. (2003). Social support and oxytocin interact to suppress cortisol and subjective responses to psychosocial stress. *Biological Psychiatry*, 54, 1389–98.

Heinrichs, M. & Domes, G. (2008). Neuropeptides and social behaviour: effects of oxytocin and vasopressin in humans. *Progress in Brain Research*, 170, 337–350.

Hollander, E. et al. (2007). Oxytocin increases retention of social cognition in autism. *Biological Psychiatry*, 15, 498–503.

Holt-Lunstad, J., Birmingham, W. A. & Light, K. C. (2008). Influence of a "warm touch" support enhancement intervention among married couples on ambulatory blood pressure, oxytocin, alpha amylase, and cortisol. *Psychosomatic Medicine*, 70, 976–985.

Insel, T. R. (2003). Is social attachment an addictive disorder? *Physiological Behavior*, 79, 351–357.

Ishak, W. W., Berman, D. S. & Peters, A. (2008). Male anorgasmia treated with oxytocin. *Journal of Sexual Medicine*, 5, 1022–1024.

Kirsch, P. et al. (2005). Oxytocin modulates neural circuitry for social cognition and fear in humans. *Journal of Neuroscience*, 25, 11489–11493.

Komisaruk, B. R. & Whipple, B. (1998). Love as sensory stimulation: physiological consequences of its deprivation and expression. *Psychoneuroendocrinology*, 23, 927–44.

Kosfeld, M. et al. (2005). Oxytocin increases trust in humans. *Nature*, 435, 673–676.

Krüger, T. H. et al. (2003). Specificity of the neuroendocrine response to orgasm during sexual arousal in men. *Journal of Endocrinology*, 177, 57–64.

Landgraf, R. et al. (2003). Viral vector-mediated gene transfer of the vole V1a vasopressin receptor in the rat septum: improved social discrimination and active social behaviour. *European Journal of Neuroscience*, 18, 403–11.

Light, K. C., Grewen, K. M. & Amico, J. A. (2005). More frequent partner hugs and higher oxytocin levels are linked to lower blood pressure and heart rate in premenopausal women. *Biological Psychology*, 69, 5–21.

Marazziti, D. & Canale, D. (2004). Hormonal changes when falling in love. *Psychoneuroendocrinology*, 29, 931–936.

Martel, F. L. et al. (1993). Opioid receptor blockade reduces maternal affect and social grooming in rhesus monkeys. *Psychoneuroendocrinology*, 18, 307–21.

Martel, F. L. et al. (1995). Effects of opioid receptor blockade on the social behavior of rhesus monkeys living in large family groups. *Developmental Psychobiology*, 28, 71–84.

Neumann, I. D. (2008). Brain oxytocin: a key regulator of emotional and social behaviours in

Science, 216, 648–649.
Ransjö-Arvidson, A. B. et al. (2001). Maternal analgesia during labor disturbs newborn behavior: effects on breastfeeding, temperature, and crying. *Birth*, 28, 5–12.
Russell, J. A., Leng, G. & Douglas, A. J. (2003). The magnocellular oxytocin system, the fount of maternity: adaptations in pregnancy. *Frontiers in Neuroendocrinology*, 24, 27–61.
Silber, M., Larsson, B. & Uvnäs Moberg, K. (1991). Oxytocin, somatostatin, insulin and gastrin concentrations vis-à-vis late pregnancy, breastfeeding and oral contraceptives. *Acta Obstetricia et Gynecologica Scandinavica*, 70, 283–289.
Stuebe, A. M. et al. (2005). Duration of lactation and incidence of type 2 diabetes. *JAMA*, 294, 2601–2610.
Stuebe, A. M. et al. (2009). Duration of lactation and incidence of myocardial infarction in middle to late adulthood. *American Journal of Obstetrics & Gynecology*, 200, 119–120.
Tops, M. et al. (2007). Anxiety, cortisol, and attachment predict plasma oxytocin. *Psychophysiology*, 44, 444–449.
Uvnäs Moberg, K. (1996). Neuroendocrinology of the mother–child interaction. *Trends in Endocrinology and Metabolism*, 7, 126–31.
Uvnäs Moberg, K. (2006). The role of oxytocin in the development of attachment and maternal adaptations during the postpartum period. In K. H. Brisch & T. Hellbrügge (eds.) *Die Anfänge der Eltern-Kind-Bindung*. Stuttgart: Klett-Cotta.
Widström, A. M. et al. (1987). Gastric suction in healthy newborn infants. Effects on circulation and developing feeding behaviour. *Acta Paediatrica Scandinavica*, 76, 566–72.

第6章 ✱ オキシトシンの大人への働き

Anderson-Hunt, M. & Dennerstein L. (1995). Oxytocin and female sexuality. *Gynecologic and Obstetric Investigation*, 40, 217–221.
Bartels, A. & Zeki, S. (2004). The neural correlates of maternal and romantic love. *Neuroimage*, 21, 1155–1166.
Baumgartner, T. et al. (2008). Oxytocin shapes the neural circuitry of trust and trust adaptation in humans. *Neuron*, 58, 639–50.
Bielsky, I. F. & Young, L. J. (2004). Oxytocin, vasopressin, and social recognition in mammals. *Peptides*, 25, 1565–74.
Blom, M. et al. (2003). Social relations in women with coronary heart disease: the effects of work and marital stress. *Journal of Cardiovascular Risk*, 10, 201–206.
Broad, K. D., Curley, J. P. & Keverne, E. B. (2006). Mother–infant bonding and the evolution of mammalian social relationships. *Philosophical Transactions of the Royal Society B: Biological Sciences*, 29, 2199–214.
Carmichael, M. S. et al. (1987). Plasma oxytocin increases in the human sexual response. *Journal of Clinical Endocrinology and Metabolism*, 64, 27–31.
Ditzen, B. et al. (2008). Intranasal oxytocin increases positive communication and reduces cortisol levels during couple conflict. *Biological Psychiatry*, 65, 728–731.

the formation of maternal bonding in primiparous and multiparous parturient ewes. *Physiology & Behavior*, 50, 595–600.

Keverne, E. B. & Curley, J. P. (2004). Vasopressin, oxytocin and social behaviour. *Current Opinion in Neurobiology*, 14, 777–83.

Keverne, E. B. & Kendrick, K. M. (1994). Maternal behaviour in sheep and its neuroendocrine regulation. *Acta Paediatrica Supplement*, 397, 47–56.

Klaus, M. H. et al. (1972). Maternal attachment. Importance of the first post-partum days. *New England Journal of Medicine*, 286, 460–463.

Klaus, M. H. & Klaus, P. H. (1998). *Your amazing newborn*. Massachusetts: Perseus Books.

Lee, S. Y. et al. (2005). Does long-term lactation protect premenopausal women against hypertension risk? A Korean women's cohort study. *Preventive Medicine*, 41, 433–438.

Levine, A. et al. Oxytocin during pregnancy and early postpartum: individual patterns and maternal-fetal attachment. *Peptides*, 28, 1162–1169.

Lonstein, J. S. (2005). Reduced anxiety in postpartum rats requires recent physical interactions with pups, but is independent of suckling and peripheral sources of hormones. *Hormones & Behavior*, 47, 241–55.

Marazziti, D. et al. (2006). A relationship between oxytocin and anxiety of romantic attachment. *Clinical Practice and Epidemiology in Mental Health*, 11, 28.

Matthiesen, A. S. et al. (2001). Postpartum maternal oxytocin release by newborns: effects of infant hand massage and sucking. *Birth*, 28, 13–9.

Meinlschmidt, G. & Heim, C. (2007). Sensitivity to intranasal oxytocin in adult men with early parental separation. *Biological Psychiatry,* 61, 1109– 1111.

Nelson, E. E. & Panksepp, J. (1998). Brain substrates of infant–mother attachment: contributions of opioids, oxytocin, and norepinephrine (review). *Neuroscience & Biobehavioral Reviews*, 22, 437–452.

Nissen, E. et al. (1996). Different patterns of oxytocin, prolactin but not cortisol release during breastfeeding in women delivered by caesarean section or by the vaginal route. *Early Human Development*, 45, 103–18.

Nissen, E. et al. (1998). Oxytocin, prolactin, milk production and their relationship with personality traits in women after vaginal delivery or Cesarean section. *Journal of Psychosomatic Obstetrica & Gynecology*, 19, 49–58.

Nowak, R. et al. (1997). Cholecystokinin receptors mediate the development of a preference for the mother by newly born lambs. *Behavior & Neuroscience*, 111, 1375–82.

Nowak, R. et al. (1997). Development of a preferential relationship with the mother by the newborn lamb: importance of the sucking activity. *Physiological Behavior*, 62, 681–8.

Numan, M. (2006). Hypothalamic neural circuits regulating maternal responsiveness toward infants. *Behavioral and Cognitive Neuroscience Review*, 5, 163–90.

Numan M. & Stolzenberg, D. S. Medial preoptic area interactions with dopamine neural systems in the control of the onset and maintenance of maternal behavior in rats. *Frontiers in Neuroendocrinology*, 30, 46–64.

Pedersen, C. A. et al. (1982). Oxytocin induced maternal behaviour in virgin maternal rats.

variations in maternal care and behavioral response to novelty. *Behavioral Neuroscience*, 121, 1353–1363.

Christensson, K. et al. (1995). Separation distress call in the human neonate in the absence of maternal body contact. *Acta Paediatrica*, 84, 468–73.

Erlandsson, K. et al. (2007). Skin-to-skin care with the father after cesarean birth and its effect on newborn crying and prefeeding behavior. *Birth*, 34, 105–14.

Febo, M., Numan, M. & Ferris, C. F. (2005). Functional magnetic resonance imaging shows oxytocin activates brain regions associated with mother-pup bonding during suckling. *Journal of Neuroscience*, 25, 11637–11644.

Feldman, R. (2004). Mother–infant skin-to-skin contact (Kangaroo Care). Theoretical, clinical and empirical aspects. *Infants and Young Children*, 17, 145–161.

Feldman, R. et al. (2007). Evidence for a neuroendocrinological foundation of human affiliation: plasma oxytocin levels across pregnancy and the postpartum period predict mother–infant bonding. *Psychological Science*, 18, 965–970.

Francis, D. D., Champagne, F. C. & Meaney, M. J. (2000). Variations in maternal behaviour are associated with differences in oxytocin receptor levels in the rat. *Journal of Neuroendocrinology*, 12, 1145–1148.

Gillath, O. et al. (2008). Genetic correlates of adult attachment style. *Personality and Social Psychology Bulletin*, 34, 1396–1405.

Gordon, I. et al. (2008). Oxytocin and cortisol in romantically unattached young adults: associations with bonding and psychological distress. *Psychophysiology*, 45, 349–352.

Gray, P. B., Yang, C. F. & Pope, H. G. Jr. (2006). Fathers have lower salivary testosterone levels than unmarried men and married non-fathers in Beijing, China. Proceedings. *Biological Sciences*, 273, 333–339.

Harlow, H. F., Rowland, G. L. & Griffin, G. A. (1964). The effect of total social deprivation on the development of monkey behavior. *Psychiatric Research Report of the American Psychiatric Association*, 19, 116–135.

Hofer, M. A. (1994). Early relationships as regulators of infant physiology and behaviour. *Acta Paediatrica Supplement,* 397, 9–18.

Jonas, W. et al. (2007). Newborn skin temperature two days postpartum during breastfeeding related to different labour ward practices. *Early Human Development* 2007: 83, 55–62.

Jonas, W. et al. (2008). Influence of oxytocin or epidural analgesia on personality profile in breastfeeding women: a comparative study. *Archives of Women's Mental Health*, 11, 335–45.

Jonas, W. et al. (2008). Short- and long-term decrease of blood pressure in women during breastfeeding. *Breastfeeding Medicine*, 3, 103–9.

Jonas, W. et al. Effects of medical interventions during labor and the perinatal period on the release of oxytocin and prolactin in response to breastfeeding two days after birth. *Breastfeeding Medicine*.

Kendrick, K. M. et al. (1997). Neural control of maternal behaviour and olfactory recognition of offspring. *Brain Research Bulletin*, 44, 383–95.

Kendrick, K. M., Lévy, F. & Keverne, E. B. (1991). Importance of vaginocervical stimulation for

Uvnäs Moberg, K. et al. (1996). Effects of 5-HT agonists, selective for different receptor subtypes, on oxytocin, CCK, gastrin and somatostatin plasma levels in the rat. *Neuropharmacology*, 35, 1635–40.

Uvnäs Moberg, K. et al. (1998). Postnatal oxytocin injections cause sustained weight gain and increased nociceptive thresholds in male and female rats. *Pediatric Research*, 43, 344–348.

Uvnäs Moberg, K. et al. (2000). Improved conditioned avoidance learning by oxytocin administration in high emotional but not low emotional Sprague Dawley rats. *Regulatory Peptides*, 88, 27–32.

Uvnäs Moberg, K. & Petersson, M. (2004). Oxytocin–biochemical link for human relations. Mediator of antistress, well-being, social interaction, growth, healing. *Läkartidningen*, 101, 2634–2639.

Uvnäs Moberg, K. & Petersson, M. (2005). Oxytocin, a mediator of anti-stress, well-being, social interaction, growth and Healing. *Zeitschrift fur Psychosomatische Medizin und Psychotherapie*, 51, 57–80.

Wakerley, J. B. & Ingram, C. D. (1993). Synchronization of bursting in hypothalamic oxytocin neurons: Possible coordinating mechanisms. *News in Physiological Sciences*, 8, 129–133.

Williams, J. R. et al. (1994). Oxytocin administered centrally facilitates formation of a partner preference in female prairie voles (Microtus ochrogaster). *Journal of Neuroendocrinology*, 6, 247–50.

Winslow, J. T. et al. (1993). A role for central vasopressin in pair bonding in monogamous prairie voles. *Nature*, 365, 545–8.

第５章 ＊ オキシトシンとアタッチメント

Bosch, O. J. et al. (2005). Brain oxytocin correlates with maternal aggression: link to anxiety. *Journal of Neuroscience*, 25, 6807–6815.

Broad, K. D. et al. (1999). Previous maternal experience potentiates the effect of parturition on oxytocin receptor mRNA expression in the paraventricular nucleus. *European Journal of Neuroscience*, 11, 3725–37.

Bystrova, K. et al. (2003). Skin-to-skin contact may reduce negative consequences of "the stress of being born": a study on temperature in newborn infants, subjected to different ward routines in St. Petersburg. *Acta Paediatrica*, 92, 320–326.

Bystrova, K. et al. (2007). Maternal axillar and breast temperature after giving birth: effects of delivery ward practices and relation to infant temperature. *Birth*, 34, 291–300.

Bystrova, K. et al. (2007). The effect of Russian Maternity Home routines on breastfeeding and neonatal weight loss with special reference to swaddling. *Early Human Development,* 83, 29–39.

Bystrova, K. et al. (2009). Early contact versus separation: Effects on mother–infant interaction one year later. *Birth*, 36, 97–109.

Cameron, N. M. et al. (2008). Epigenetic programming of phenotypic variations in reproductive strategies in the rat through maternal care. *Journal of Neuroendocrinology,* 20, 975–801.

Champagne, F. A. & Meaney, M. J. (2007). Transgenerational effects of social environment on

Ott, I. & Scott, J. C. (1910). The action of infundibulum upon the mammary secretion. *Proceedings of the Society for Experimental Biology and Medicine*, 8, 137–142.
Petersson, M. et al. (1996). Oxytocin causes a long-term decrease of blood pressure in female and male rats. *Physiology & Behavior*, 60, 1311–5.
Petersson, M. et al. (1996). Oxytocin increases nociceptive thresholds in a longterm perspective in female and male rats. *Neuroscience Letters*, 212, 87–90.
Petersson, M. et al. (1998). Oxytocin increases locus coeruleus alpha 2-adrenoreceptor responsiveness in rats. *Neuroscience Letters*, 255, 115–8.
Petersson, M. et al. (1998). Oxytocin increases the survival of musculocutaneous flaps. *Naunyn-Schmiedeberg's Archives of Pharmacology*, 357, 701–4.
Petersson, M. et al. (1999). Long-term changes in gastrin, cholecystokinin and insulin in response to oxytocin treatment. *Neuroendocrinology*, 69, 202–8.
Petersson, M. & Uvnäs Moberg, K. (2003). Systemic oxytocin treatment modulates glucocorticoid and mineralocorticoid receptor mRNA in the rat hippocampus. *Neuroscience Letters*, 343, 97–100.
Petersson, M. & Uvnäs Moberg, K. (2004). Prolyl-leucyl-glycinamide shares some effects with oxytocin but decreases oxytocin levels. *Physiology & Behavior*, 83, 475–81.
Petersson, M. & Uvnäs Moberg, K. (2007). Effects of an acute stressor on blood pressure and heart rate in rats pretreated with intracerebroventricular oxytocin injections. *Psychoneuroendocrinology*, 32, 959–965.
Petersson, M., Hulting, A. L. & Uvnäs Moberg, K. (1999). Oxytocin causes a sustained decrease in plasma levels of corticosterone in rats. *Neuroscience Letters*, 264, 41–44.
Petersson, M., Lundeberg, T. & Uvnäs Moberg, K. (1999). Oxytocin enhances the effects of clonidine on blood pressure and locomotor activity in rats. *Journal of the Autonomic Nervous System*, 78, 49–56.
Richard, P., Moos, F. & Freund-Mercier, M. J. (1991). Central effects of oxytocin. *Physiological Review*, 71, 331–370.
Russell, J. A., Leng, G. & Douglas, A. J. (2003). The magnocellular oxytocin system, the fount of maternity: adaptations in pregnancy. *Frontiers in Neuroendocrinology*, 24, 27–61.
Skuse, D. H. & Gallagher, L. (2009). Dopaminergic-neuropeptide interactions in the social brain. *Trends in Cognitive Sciences*, 13, 27–35.
Sofroniew, M. W. (1983). Vasopressin and oxytocin in mammalian brain and spinal cord. *Trends in Neurosciences*, 6, 467–472.
Uvnäs Moberg, K. (1997). Oxytocin linked antistress effects – the relaxation and growth response (review). *Acta Physiologica Scandinavica Supplement*, 640, 38–42.
Uvnäs Moberg, K. (1998). Antistress Pattern Induced by Oxytocin. *News in Physiological Sciences*, 13, 22–25.
Uvnäs Moberg, K. et al. (1994). High doses of oxytocin cause sedation and low doses cause an anxiolytic-like effect in male rats. *Pharmacology, Biochemistry & Behaviour*, 49, 101–106.
Uvnäs Moberg, K. et al. (1995). Suggestive evidence for a DA D3 receptor-mediated increase in the release of oxytocin in the male rat. *Neuroreport*, 6, 1338–40.

Währborg, P. (1989). *Stress och den nya ohälsan*. Stockholm: Natur & Kultur.
Ågren, G. et al. (1995). The oxytocin antagonist 1 – deamino -2D Tyr-(Oet)- 4-Thr-8-Orn-oxytocin reverses the increase in withdrawal response latency to thermal, but not mechanical, nociceptive stimuli following oxytocin administration or massage-like stroking in rats. *Neuroscience Letters*, 187, 49–52.

第4章 ❋ オキシトシンとは何か

Acher, A., Chauvet, J. & Chauvet, M. T. (1995). Man and the chimaera: selective versus neutral oxytocin evolution. In R. Ivell & J. A. Russell (eds.) *Oxytocin: cellular and molecular approaches in medicine and research* (s. 615–617). New York: Plenum Press.
Argiolas, A. & Gessa, G. L. (1991). Central functions of oxytocin. *Neuroscience & Biobehavioural Reviews*, 15, 217–231.
Baumgartner, T. et al. (2008). Oxytocin shapes the neural circuitry of trust and trust adaptation in humans. *Neuron*, 58, 639–50.
Bielsky, I. F. & Young, L. J. (2004). Oxytocin, vasopressin, and social recognition in mammals. *Peptides*, 25, 1565–74.
Dale, H. H. (1906). On some physiological actions of ergot. *The Journal of Physiology*, 34, 163–206.
Díaz-Cabiale, Z. et al. (2000). Systemic oxytocin treatment modulates alpha 2-adrenoceptors in telencephalic and diencephalic regions of the rat. *Brain Research*, 887, 421–425.
Ditzen, B. et al. (2009). Intranasal oxytocin increases positive communication and reduces cortisol levels during couple conflict. *Biological Psychiatry*, 95, 728–31.
Domes, G. et al. (2007). Oxytocin improves "mind-reading" in humans. *Biological Psychiatry*, 61, 731–733.
Domes, G. et al. (2007). Oxytocin attenuates amygdala responses to emotional faces regardless of valence. *Biological Psychiatry*, 62, 1187– 1190.
Gimpl, G. & Fahrenholz, F. (2001). The oxytocin receptor system: structure, function, and regulation (review). *Physiological Review*, 81, 629–683.
Guyton, A. (1991). *Textbook of medical physiology* (8th edition, chapter X). Philadelphia: WB Saunders.
Holst, S., Uvnäs Moberg, K. & Petersson, M. (2002). Postnatal oxytocin treatment and postnatal stroking of rats reduce blood pressure in adulthood. *Autonomic Neuroscience*, 99, 85–90.
Kirsch, P. et al. (2005). Oxytocin modulates neural circuitry for social cognition and fear in humans. *Journal of Neuroscience*, 25, 11489–11493.
Kosfeld, M. et al. (2005). Oxytocin increases trust in humans. *Nature*, 435, 673–676.
Ludwig, M. et al. (2002). The active role of dendrites in the regulation of magnocellular neurosecretory cell behavior (review). *Progress in Brain Research*, 139, 247–256.
Neumann, I. D. et al. (2000). Brain oxytocin inhibits basal and stress-induced activity of the hypothalamo-pituitary-adrenal axis in male and female rats: partial action within the paraventricular nucleus. *Journal of Neuroendocrinology*, 12, 235–243.

Guyton, A. (1991). *Textbook of medical physiology* (8th edition, chapter X). Philadelphia: WB Saunders.

Holst, S. et al. (2005). Massage-like stroking influences plasma levels of gastrointestinal hormones, including insulin, and increases weight gain in male rats. *Autonomic Neuroscience*, 120, 73–9.

Kurosawa, M. et al. (1995). Massage-like stroking of the abdomen lowers blood pressure in anesthetized rats: influence of oxytocin. *Journal of the Autonomic Nervous System*, 56, 26–30.

Lund, I. et al. (1999). Sensory stimulation (massage) reduces blood pressure in unanaesthetized rats. *Journal of the Autonomic Nervous System*, 78, 30–37.

Lund, I et al. (2002). Repeated massage-like stimulation induces long-term effects on nociception: contribution of oxytocinergic mechanisms. *European Journal of Neuroscience*, 16, 330–338.

Montagu, A. (1986). *Touching: the human significance of the skin* (3rd edition). New York: Harper and Row.

Olausson, H. W. et al. (2008). Unmyelinated tactile afferents have opposite effects on insular and somatosensory cortical processing. *Neuroscience Letters*, 436, 128–132.

Olausson, H. W. et al. The neurophysiology of unmyelinated tactile afferents. *Neuroscience & Biobehavioral Review*.

Sato, A. (1987). Neural mechanisms of somatic sensory regulation of catecholamine secretion from the adrenal gland. *Advances in Biophysical Research*, 23, 905–926.

Sivamani, R. K. et al. (2009). The benefits and risks of ultraviolet tanning and its alternatives: the role of prudent sun exposure. *Dermatologic Clinics*, 27, 149–54.

Stock, S. & Uvnäs Moberg, K. (1988). Increased plasma levels of oxytocin in response to afferent electrical stimulation of the sciatic and vagal nerves and in response to touch and pinch in anaesthetized rats. *Acta Physiologica Scandinavica*, 132, 29–34.

Uvnäs Moberg, K. (2011). *The Oxytocin Factor: Tapping the hormone of calm, love and healing*. London: Pinter & Martin.

Uvnäs Moberg, K. et al. (1985). Plasma levels of oxytocin increase in response to suckling and feeding in dogs and sows. *Acta Physiologica Scandinavica*, 124, 391–398.

Uvnäs Moberg, K. et al. (1992). Vagally mediated release of gastrin and cholecystokinin following sensory stimulation. *Acta Physiologica Scandinavica*, 146, 349–56.

Uvnäs Moberg, K. et al. (1993). The antinociceptive effect of non-noxious sensory stimulation is mediated partly through oxytocinergic mechanisms. *Acta Physiologica Scandinavica*, 149, 199–204.

Uvnäs Moberg, K. et al. (1996). Stroking of the abdomen causes decreased locomotor activity in conscious male rats. *Physiology & Behavior*, 60, 1409–11.

Uvnäs-Moberg, K. & Eriksson, M. (1983). Release of gastrin and insulin in response to suckling in lactating dogs. *Acta Physiologica Scandinavica*, 119, 181–185.

Uvnäs-Moberg, K. & Eriksson, M. (1996). Breastfeeding: physiological, endocrine and behavioural adaptations caused by oxytocin and local neurogenic activity in the nipple and mammary gland (Review). *Acta Paediatrica*, 85, 525–530.

Champagne, F. A. & Meaney, M. J. (2008). Transgenerational effects of social environment on variations in maternal care and behavioral response to novelty. *Behavior & Neuroscience*, 121, 1353–1363.
Francis, D. D., Champagne, F. C. & Meaney, M. J. (2000). Variations in maternal behaviour are associated with differences in oxytocin receptor levels in the rat. *Journal of Neuroendocrinology*, 12, 1145–1148.
Harlow, H. F., Rowland, G. L. & Griffin, G. A. (1964). The effect of total social deprivation on the development of monkey behavior. *Psychiatric Research Report of the American Psychiatric Association*, 19, 116–135.
Klaus, M. H. et al. (1972). Maternal attachment. Importance of the first post-partum days. *The New England Journal of Medicine*, 286, 460–463.
Lorenz, K. (1935/1957). Companionship in birdlife. In C. H. Schiller (ed.), *Instinctive Behaviour*. New York: International Universities Press.
Lorenz, K. (1963). *King Solomon's ring: New light on animal ways*. London: Routledge.
Pavlov, I. P. (1951). *Conditioned reflex*. 10, 3–10.
Pavlov, I. P. (1951). *Conditioned reflex*. 11, 6–12.
Seay, B., Alexander, B. K. & Harlow, H. F. (1964). Maternal behavior of socially deprived rhesus monkeys. *Journal of Abnormal Psychology*, 69, 345–354.
Spinelli, S. et al. (2007). Association between the recombinant human serotonin transporter linked promoter region polymorphism and behavior in rhesus macaques during a separation paradigm. *Development in Psychopathology*, 19, 977–987.
Suomi, S. J., van der Horst, F. C. & van der Veer, R. (2008). Rigorous experiments on monkey love: an account of Harry F. Harlow's role in the history of Attachment Theory. *Integrative Psychological and Behavioral Science*, 42, 354–369.

第3章 ＊ 体はどのようにコントロールされるのか

Araki, T. et al. (1984). Responses of adrenal sympathetic nerve activity and catecholamine secretion to cutaneous stimulation in anesthetized rats. *Neuroscience*, 12, 231–237.
Björkstrand, E. et al. (1990). Suckling-induced release of cholecystokinin into plasma in the lactating rat: effects of abdominal vagotomy and lesions of central pathways concerned with milk ejection. *Journal of Endocrinology*, 127, 257–263.
Craig, A. D. (2003). Pain mechanisms: labeled lines versus convergence in central processing. *Annual Review of Neuroscience*, 26, 1–30.
Eriksson, M. et al. (1994). Role of vagal nerve activity during suckling. Effects on plasma levels of oxytocin, prolactin, VIP, somatostatin, insulin, glucagon, glucose and of milk secretion in lactating rats. *Acta Physiologica Scandinavica*, 151, 453–459.
Eriksson, M. et al. (1996). Distribution and origin of peptide-containing nerve fibres in the rat and human mammary gland. *Neuroscience*, 70, 227–45.
Eriksson, M., Lundeberg, T. & Uvnäs Moberg, K. (1996). Studies on cutaneous blood flow in the mammary gland of lactating rats. *Acta Physiologica Scandinavica*, 158, 1–6.

Martel, F. L. et al. (1993). Opioid receptor blockade reduces maternal affect and social grooming in rhesus monkeys. *Psychoneuroendocrinology*, 18, 307–21.
Martel, F. L. et al. (1995). Effects of opioid receptor blockade on the social behavior of rhesus monkeys living in large family groups. *Developmental Psychobiology*, 28, 71–84.
Neumann, I. D. (2008). Brain oxytocin: a key regulator of emotional and social behaviours in both females and males. *Journal of Neuroendocrinology*, 20, 858–65.
Nowak, R. et al. (1997). Cholecystokinin receptors mediate the development of a preference for the mother by newly born lambs. *Behavior & Neuroscience*, 111, 1375–82.
Nowak, R. et al. (1997). Development of a preferential relationship with the mother by the newborn lamb: importance of the sucking activity. *Physiology & Behavior*, 62, 681–8.
Uvnäs Moberg, K. (1998). Oxytocin may mediate the benefits of positive social interaction and emotions. *Psychoneuroendocrinology*, 23, 819–35. Review.
Waldherr, M. & Neumann, I. D. (2007). Centrally released oxytocin mediates mating-induced anxiolysis in male rats. *Proceedings of the National Academy of Sciences of the United States of America*, 104, 16681–4.
Weller, L. & Weller, A. (2002). Menstrual synchrony and cycle variability: a reply to Schank (2000). *Psychoneuroendocrinology*, 27, 519–26.
Williams, J. R. et al. (1994). Oxytocin administered centrally facilitates formation of a partner preference in female prairie voles (Microtus ochrogaster). *Journal of Neuroendocrinology*, 6, 247–50.
Winslow, J. T. et al. (1993). A role for central vasopressin in pair bonding in monogamous prairie voles. *Nature*, 365, 545–8.
Ågren, G. et al. (1997). Olfactory cues from an oxytocin-injected male rat can reduce energy loss in its cagemates. *Neuroreport*, 28, 2551–5.
Ågren, G., Uvnäs Moberg, K. & Lundeberg, T. (1997). Olfactory cues from an oxytocin-injected male rat can induce anti-nociception in its cagemates. *Neuroreport*, 29, 3073–6.

第2章 ✻ 寄り添いとアタッチメント

Ainsworth, M. D. (1985). Patterns of infant–mother attachments: antecedents and effects on development. *Bulletin of the New York Academy of Medicine*, 61, 771–791.
Bowlby, J. (1969). *Attachment and loss: Volume 1: Attachment*. New York: Basic Books.
Bowlby, J. (1973). *Attachment and loss: Volume 2: Separation*. New York: Basic Books.
Bowlby, J. (1980). *Attachment and loss: Volume 3: Loss: Sadness and Depression*. New York: Basic Books.
Broberg, A. et al. (2006). *Anknytningsteori. Betydelsen av nära känslomässiga relationer*. Stockholm: Natur & Kultur.
Broberg, A. et al. (2008). *Anknytning i praktiken. Tillämpningar av anknytningsteorin*. Stockholm: Natur & Kultur.
Bystrova, K. et al. (2009). Early contact versus separation: Effects on mother–infant interaction one year later. *Birth*.

参　考　文　献

第1章＊哺乳類が引き継ぐ遺産

Algers, B. et al. (1991). Quantitative relationships between suckling-induced teat stimulation and the release of prolactin, gastrin, somatostatin, insulin, glucagon and vasoactive intestinal polypeptide in sows. *Veterinary Research Communications*, 15, 395–407.

Algers, B. & Uvnäs Moberg, K. (2007). Maternal behavior in pigs. *Hormones and Behavior*, 52, 78–85.

Bielsky, I. F. & Young, L. J. (2004). Oxytocin, vasopressin, and social recognition in mammals. *Peptides*, 25, 1565–74.

Bosch, O. J. et al. (2005). Brain oxytocin correlates with maternal aggression: link to anxiety. *The Journal of Neuroscience*, 20, 6807–15.

Broad, K. D., Curley, J. P. & Keverne, E. B. (2006). Mother–infant bonding and the evolution of mammalian social relationships. *Philosophical Transactions of the Royal Society B: Biological Sciences*, 29, 2199–214.

Cameron, N. M. et al. (2008). Epigenetic programming of phenotypic variations in reproductive strategies in the rat through maternal care. *Journal of Neuroendocrinology*, 20, 975–801.

DeVries, A. C., Taymans, S. E. & Carter, C. S. (1997). Social modulation of corticosteroid responses in male prairie voles. *Annals of the New York Academy of Sciences*, 807, 494–7.

Hofer, M. A. (1994). Early relationships as regulators of infant physiology and behaviour. *Acta Paediatrica Supplement*, 397, 9–18.

Holst, S., Uvnäs Moberg, K. & Petersson, M. (2002). Postnatal oxytocin treatment and postnatal stroking of rats reduce blood pressure in adulthood. *Autonomic Neuroscience*, 30, 85–90.

Kendrick, K. M. et al. (1997). Neural control of maternal behaviour and olfactory recognition of offspring. *Brain Research Bulletin*, 44, 383–95.

Kendrick, K. M., Lévy, F. & Keverne, E. B. (1991). Importance of vaginocervical stimulation for the formation of maternal bonding in primiparous and multiparous parturient ewes. *Physiology & Behavior*, 50, 595–600.

Keverne, E. B. & Curley, J. P. (2004). Vasopressin, oxytocin and social behaviour. *Current Opinion in Neurobiology*, 14, 777–83.

Keverne, E. B. & Kendrick, K. M. (1994). Maternal behaviour in sheep and its neuroendocrine regulation. *Acta Paediatrica Supplement*, 397, 47–56.

Landgraf, R. et al. (2003). Viral vector-mediated gene transfer of the vole V1a vasopressin receptor in the rat septum: improved social discrimination and active social behaviour. *European Journal of Neuroscience*, 18, 403–11.

Lonstein, J. S. (2005). Reduced anxiety in postpartum rats requires recent physical interactions with pups, but is independent of suckling and peripheral sources of hormones. *Hormones and Behavior*, 47, 241–55.

❋ヤ行

❋ラ行

❋ワ行

＊マ行

＊タ行

＊サ行

＊カ行

索　　引

＊人名

＊英数

＊ア行

⁂

シャスティン・ウヴネース・モベリ

Kerstin Uvnäs Moberg

1944年生まれ、スウェーデンの生理学者。オキシトシンについての世界的権威のひとりで、ストックホルムのカロリンスカ研究所とウプサラのスウェーデン農科大学で研究を行っている。現在、更年期症状治療のための医薬品開発におけるオキシトシン活用に加え、女性の生理学と健康、例えば、妊娠中、出産、母乳育児と更年期におけるオキシトシンの役割についての知見を高めるために、多くの国際的なネットワークを持ち活躍中。400以上の研究論文があり、その業績は産科学、心理学、畜産学、理学療法、小児科学、小児発達学など幅広い分野に影響を与えている。邦訳に『オキシトシン――私たちのからだがつくる安らぎの物質』(晶文社)がある。

⁂

大田康江

Yasue Ota

順天堂大学大学院医療看護学研究科准教授。専門は母性看護学・助産学。神戸大学医学部保健学科卒業後、主体的お産をモットーとする湘南鎌倉総合病院お産センターで助産師として11年間勤務。在職中に、よりよい出産体験へのケアを探求すべく、北里大学大学院修士課程家族看護学へ進学。修了後に順天堂大学医療看護学部にて助教の任に就きつつ同大学大学院医療看護学研究科博士課程修了、現職に至る。翻訳書にミシェル・オダン『お産でいちばん大切なこととは何か――プラスチック時代の出産と愛情ホルモンの未来』(メディカ出版)、エレン・F・オルシャンスキー『ウィメンズヘルスとウエルネス――ライフスパンの視点からのアプローチ』(分担翻訳、ゆう書房)がある。

⁂

井上裕美

Hiromi Inoue

湘南鎌倉総合病院副院長、産婦人科部長。千葉大学医学部卒業後、茅ヶ崎徳洲会総合病院での研修を経て、1989年より湘南鎌倉総合病院勤務。同院でお産の改革を始める一方、フランスの産科医ミシェル・オダン氏や本書著者であるモベリ氏を鎌倉に招いて講演会を開くなど親交を深め、さまざまな視点から真のお産を追い求めている。共著に『「なっとく出産」応援事典』(春秋社)、監訳書にミシェル・オダン『お産でいちばん大切なこととは何か』(メディカ出版)、共訳書にピーター・パパ・ペテロス『インテグラル理論から考える女性の骨盤底疾患』(丸善出版)がある。

オキシトシンがつくる絆《きずな》社《しゃ》会《かい》

安らぎと結びつきのホルモン

2018年10月15日　初版

著　者　シャスティン・ウヴネース・モベリ
訳　者　大田康江
監訳者　井上裕美
発行者　株式会社晶文社
〒101-0051 東京都千代田区神田神保町1-11
電話 03-3518-4940（代表）・4942（編集）
URL http://www.shobunsha.co.jp

印刷・製本　株式会社太平印刷社

ISBN978-4-7949-7056-5 Printed in Japan